귀 耳
구멍 혈 穴
이론 편

_____님

더욱 건강하고
더욱 행복한 삶
이루어가시길 소망합니다.

_____

내 몸 을 살 리 는 시 리 즈 병이 없는 것이 건강한 삶이 아닙니다. 진짜 건강한 삶은 생명의 힘이 솟아나는 삶입니다. 예상치 못한 사고를 대비하기 위해 안전 수칙을 배우는 것처럼 '내 몸을 살리는 일'도 일상에서 실천할 구체적인 방법을 배워야 합니다. '내 몸을 살리는 시리즈'는 몸과 마음의 균형을 맞추고 진짜 건강한 삶을 살아가는 올바른 방법을 제안합니다.

귀 이 구멍 혈
이론 편

초판1쇄 발행
2025년 4월 10일

지은이
조재숙
그림
백준기

펴낸이
김태영

펴낸곳
씽크스마트 책짓는 집

주소
경기도 고양시 덕양구 청초로 66
덕은리버워크 B-1403호

전화
02-323-5609

출판사 등록번호
제395-313000025
1002001000106호

ISBN
978-89-6529-450-4 (13510)

정가
26,000원

ⓒ 조재숙

이 책을 만든 사람들

책임편집
김무영

편집
신재혁

홈페이지
www.tsbook.co.kr
인스타그램
@thinksmart.official
이메일
thinksmart@kakao.com

• **씽크스마트** 더 큰 생각으로 통하는 길
'더 큰 생각으로 통하는 길' 위에서 삶의 지혜를 모아 '인문교양, 자기계발, 자녀교육, 어린이 교양・학습, 정치사회, 취미생활' 등 다양한 분야의 도서를 출간합니다. 바람직한 교육관을 세우고 나다움의 힘을 기르며, 세상에서 소외된 부분을 바라봅니다. 첫 원고부터 책의 완성까지 늘 시대를 읽는 기획으로 책을 만들어, 넓고 깊은 생각으로 세상을 살아갈 수 있는 힘을 드리고자 합니다.

• **도서출판 큐** 더 쓸모 있는 책을 만나다
도서출판 큐는 울퉁불퉁한 현실에서 만나는 다양한 질문과 고민에 답하고자 만든 실용교양 임프린트입니다. 새로운 작가와 독자를 개척하며, 변화하는 세상 속에서 책의 쓸모를 키워갑니다. 흥겹게 춤추듯 시대의 변화에 맞는 '더 쓸모 있는 책'을 만들겠습니다.

자신만의 생각이나 이야기를 펼치고 싶은 당신. 책으로 사람들에게 전하고 싶은 아이디어나 원고를 메일(thinksmart@kakao.com)로 보내주세요. 씽크스마트는 당신의 소중한 원고를 기다리고 있습니다.

귀 이耳 구멍 혈穴

이론 편

조재숙 지음 | 백준기 그림

씽크스마트

『귀 이 구멍 혈 이론 편』은 귀를 통해 전신 건강을 분석하고 증진하는 독창적이고 효과적인 방법인 〈이혈테라피〉를 체계적으로 학습할 수 있도록 설계된 종합적인 학습 자료입니다. 귀는 단순한 감각 기관을 넘어, 우리 몸의 다양한 기능과 밀접한 연관을 맺고 있으며, 이를 활용한 이혈테라피는 신체의 균형을 회복하고 자연 치유력을 활성화하는 데 중요한 역할을 합니다. 이 책은 귀의 구조와 신체 각 기관과의 연관성을 과학적으로 설명하며, 초보자부터 전문가까지 다양한 수준의 학습자가 이혈테라피를 효과적으로 익힐 수 있도록 체계적인 접근법을 제공합니다. 기본 개념부터 실제 적용법까지 단계적으로 구성된 이 교재는 독자들이 이론을 쉽게 이해하고 실생활에서 자연스럽게 활용할 수 있도록 돕습니다.

특히, 국제이혈건강관리협회의 귀통역사 조재숙 회장이 10여 년간의 강의 경험과 연구를 바탕으로 집필한 이 책은 실용성과 전문성을 두루 갖추고 있습니다. 학습자가 단순히 정보를 습득하는 데 그치는 것이 아니라, 직접 실천하고 체험할 수 있도록 다양한 실습 방법과 적용 사례를 제시하여 보다 효과적인 학습이 이루어질 수 있도록 구성되었습니다. 귀를 자극하는 간단한 방법부터 귀를 분석하고 통역하는 보다 전문적인 '귀통역사' 테크닉까지 폭넓게 다루며, 이를 통해 학습자들은 자신의 몸 상태를 스스로 점검하고 관리할 뿐 아니라 가족과 이웃의 건강을 점검하고 도울 수 있는 능력을 키울 수 있습니다.

또한, 이 교재는 단순한 건강 관리법을 넘어, 몸과 마음의 조화를 이루는 자연 치유의 가능성을 탐색하는 기회를 제공합니다. 귀는 우리 몸의 축소판과 같아서, 작은 자극만으로도 신체의 다양한 부위에 긍정적인 영향을 미칠 수 있습니다. 이혈테라피를 실천함으로써 신체의 순환이 개선되고 면역력이 증진되며, 나아가 정신적 안정과 스트레스 완화에도 도움이 됩니다. 이 책을 통해 독자들은 귀를 활용한 건강 관리법을 익히면서, 자신의 몸과 더 깊이 소통하고 자연 치유력에 대한 신뢰를 키울 수 있습니다.

이혈테라피는 단순한 자극을 넘어 신체와 마음의 균형을 되찾고, 건강한 습관을 형성하는 데 중요한 역할을 합니다. 꾸준한 실천을 통해 질병 예방은 물론, 삶의 질을 향상시키는 데 기여할 수 있습니다. 이 책은 단순한 학습서가 아니라, 스스로 건강을 돌보고 유지하는 방법을 익히도록 돕는 길잡이 역할을 합니다. 건강한 삶을 위한 실용적인 가이드가 되어줄 "귀이 구멍혈"을 통해 몸과 마음을 조화롭게 가꾸고, 보다 나은 삶을 향한 의미 있는 첫걸음을 내디뎌 보세요.

"귀이 구멍혈-이론 편"을 학습하신 이후엔 "귀이 구멍혈-이혈 사용 설명서"를 참고하시면 〈이혈테라피〉를 더욱 잘 이해하시고 활용하시게 될 겁니다.

더욱 건강하고 더욱 활기차고 더욱 행복한 삶을 위하여 "귀이 구멍혈" 시리즈를 잘 활용해 보세요.

CONTENTS

2부. 적용 강의

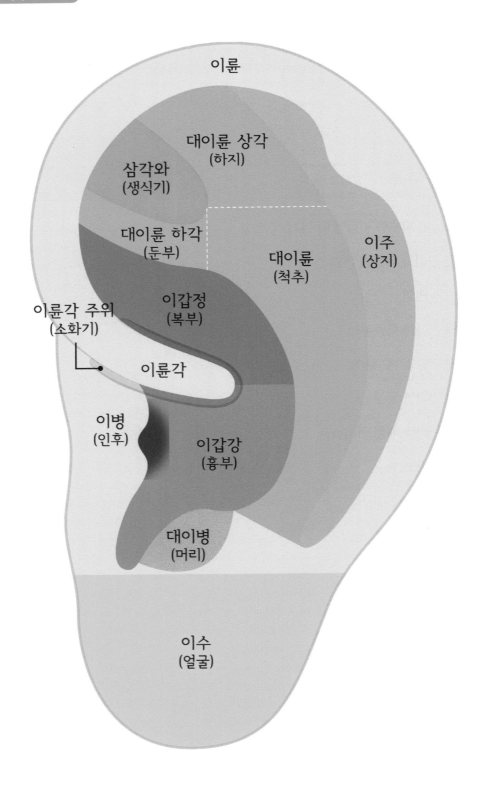

이륜

대이륜 상각
(하지)

삼각와
(생식기)

대이륜 하각
(둔부)

대이륜
(척추)

이주
(상지)

이륜각 주위
(소화기)

이갑정
(복부)

이륜각

이병
(인후)

이갑강
(흉부)

대이병
(머리)

이수
(얼굴)

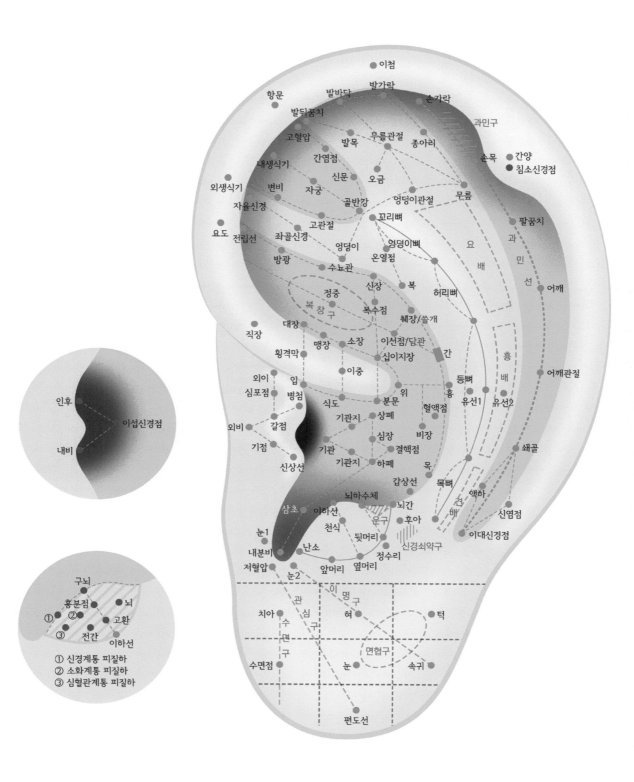

이첩
항문 발바닥 발가락
발뒤꿈치 손가락
고혈압 발목 무릎관절 종아리 과민구
내생식기 간염점 손목 간양
외생식기 변비 신문 오금 침소신경점
자궁 무릎
자율신경 골반강 엉덩이관절
요도 고관절 꼬리뼈 팔꿈치
전립선 좌골신경 엉덩이 엉덩이뼈 요 과
방광 수뇨관 온열점 배 민
신장 복 선 어깨
정중 복수점 허리뼈
복 창 구 췌장/쓸개 흉
직장 대장 이선점/담관 간 배
맹장 소장 십이지장 어깨관절
횡격막 이중
외이 입 위 흉
심포점 병첨 분문 혈액점 유선1 유선2
외비 식도 상폐
갈점 기관지 심장 비장
기점 기관 결핵점 쇄골
신상선 기관지 하폐 목 액하
갑상선 목뼈 신염점
뇌하수체 이대신경점
삼초 이하선 뇌간
눈1 천식 운구 후아
내분비 난소 뒷머리 신경쇠약구
저혈압 앞머리 옆머리 정수리
눈2 이 명 구
관 혀 턱
치아 심
수 구
면
구
수면점 면협구
눈 속귀
편도선

인후
이섭신경점
내비

구뇌
흥분점 뇌
① ② 고환
③ 전간
이하선
① 신경계통 피질하
② 소화계통 피질하
③ 심혈관계통 피질하

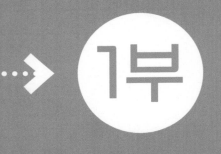

기본 강의

1강. 건강과 이혈

1. 건강과 텔로미어의 관계

텔로미어는 염색체의 끝부분에 위치한 단순 반복 염기서열로, 세포 분열 과정에서 유전정보를 보호하는 역할을 합니다. 텔로미어는 우리 몸의 수명과 노화와 밀접하게 연결되어 있는 중요한 지표로, 텔로미어의 길이가 짧아질수록 노화가 촉진되고 건강 문제가 발생할 가능성이 높아집니다. 텔로미어의 건강을 유지하는 것은 장수와 노화 예방의 핵심이며, 이를 위해 운동, 수면, 스트레스 관리, 식습관 개선 등의 노력이 필요합니다.

텔로미어의 길이를 연장하는 방법은 다음과 같습니다. 첫째, 규칙적인 운동은 필수적입니다. 특히 지구력 운동은 혈액과 기(氣)의 흐름을 원활히 하여 세포 재생과 전반적인 신체 기능 개선에 기여합니다. 기(氣)는 우리 몸속에서 경락을 따라 흐르는 생명 에너지로, 신경, 호르몬 및 기타 에너지 흐름과 깊이 연관되어 있습니다. 따라서 기의 흐름을 개선하면 전신의 건강이 증진됩니다.

둘째, 적절한 수면시간 관리는 텔로미어의 회복과 재생을 돕는 중요한 요소입니다.

셋째, 스트레스를 줄이는 것도 필수적입니다. 스트레스는 텔로미어를 단축시키는 주요 요인 중 하나로, 명상이나 이완 기법이 이를 완화하는 데 도움이 됩니다.

넷째, 균형 잡힌 식습관을 유지해야 합니다. 세포 재생에 도움을 주는 음식을 섭취하고, 필요에 따라 건강식품을 활용하면 텔로미어를 더욱 효과적으로 관리할 수 있습니다. 예를 들어, 항산화 성분이 풍부한 식품이나 염증을 줄이는 건강식품은 텔로미어 보호에 긍정적인 영향을 미칩니다.

마지막으로, 마사지가 효과적입니다. 다시 언급하지만, 텔로미어를 건강하게 유지하고 연장하는 데 있어 가장 효과적인 방법으로는 지구력 운동이 꼽힙니다. 지구력 운동은 혈액과 에너지의 순환을 촉진하며, 몸의 전반적인 생명력을 강화해 텔로미어를 보호하는 데 큰 도움을 줍니다. 감사하게도 마사지가 지구력 운동과 유사한 효과를 제공합니다. 손, 발, 귀, 전신 등 다양한 부위의 마사지는 혈액과 기의 흐름을 활성화하여 신체 에너지의 균형을 잡아주며, 텔로미어 건강에도 이로운 영향을 미칩니다. 마사지와 이혈테라피의 조합은 건강과 미용을 모두 챙길 수 있는 효과적인 방법으로, 일상생활에서 쉽게 실천할 수 있습니다.

> ### 건강과 이혈 마사지(=귀마사지)
> ---------------------------------
> 마사지는 텔로미어의 건강을 유지하는 데 아주 중요한 역할을 합니다. 그중 귀 마사지는 신체와 귀의 연결성을 활용한 유용한 방법으로, 다음과 같은 장점을 제공합니다.
> ① 신경과 호르몬에 즉각적인 효과: 귀에는 자율신경계를 포함한 주요 신경망이 분포하여 자극이 빠르게 신경계에 전달됩니다. 귀 마사지는 신경계를 자극하여 호르몬 균형을 조절하고 스트레스를 완화하는 데 빠르게 작용합니다.
> ② 혈액순환 개선과 피로 회복: 귀 마사지는 혈액순환을 촉진하여 전신 피로를 줄이고, 활력을 되찾는 데 도움을 줍니다.
> ③ 반사점과 경락 조절: 귀에는 약 150여 개의 반사점과 혈자리가 있어 장기 기능 조절과 건강 개선에 활용됩니다.

2. 이혈요법의 정의 및 역사

정의

이혈요법은 귀를 자극하여 신체 전반의 균형을 유지하고 질병을 예방하거나 개선하는 자연 치유 방법으로, 전통 의학과 현대 과학이 만나는 독특한 치유 방법입니다. 이론적 기반은 귀가 자궁 속 태아의 모습과 닮았다는 관찰에서 출발합니다. 귀는 태아 발달 과정에서 가장 먼저 형성되는 감각 기관 중 하나로, 신체를 축소한 작은 모형과도 같다고 여겨집니다. 따라서 귀를 자극하는 것은 신체 전반에 영향을 미치는 효과를 가져온다고 해석됩니다. 귀에 분포된 혈자리와 반사점을 활용하여 특정 혈자리를 자극함으로써 신체의 균형을 조절하고 질병을 예방하는 치유법입니다. 신체의 모든 경락이 귀에서 만나고 연결된다고 여겨집니다. 귀는 인체에서 중요한 혈자리가 집중된 곳으로, 약 150여 개의 혈자리가 귀에 분포해 있으며, 각 혈자리는 신체의 특정 부위와 밀접한 연관이 있습니다. 다시 말하지만, 귀는 "인체의 축소판"으로 간주됩니다. 이러한 혈자리를 자극하면 신체 에너지의 균형이 조율되고 기능이 활성화되며, 질병의 징후를 조기에 파악할 수 있습니다.

귀와 신체의 연결성

　귀는 단순한 감각 기관을 넘어 인체 장기의 상태를 반영하는 축소판 역할을 합니다. 귀의 특정 부위를 자극하면 해당 부위와 연결된 장기나 신체 시스템의 기능을 조절할 수 있으며, 이를 통해 몸 전체의 건강 상태를 평가하고 개선할 수 있는 중요한 단서를 제공합니다. 귀는 신체 장기와 긴밀히 연결되어 있으며, 귀의 상태를 관찰하면 신체 건강 상태를 진단하고 개선할 수 있습니다. 귀에는 신경계, 소화계, 심혈관계 등 다양한 신체 시스템과 연결된 혈자리와 반사점이 분포되어 있습니다. 이러한 반사점은 각 장기의 기능을 조절할 수 있는 신호 경로로 작용합니다. 예를 들어, 귀의 특정 부분을 자극하면 소화 문제를 완화하거나 혈압을 안정시키는 데 도움을 줄 수 있습니다. 이는 귀가 단순히 외부 자극을 감지하는 기관에 그치지 않고, 인체의 전반적인 건강을 관리하는 데 중요한 역할을 한다는 것을 의미합니다. 귀를 자극하면 신경과 호르몬에 빠르고 탁월한 효과를 발휘하는 이유도 여기에 있습니다. 귀에는 자율신경계를 포함한 주요 신경망이 집중적으로 분포되어 있어 자극이 즉각적으로 신경계와 호르몬 체계에 전달됩니다. 이러한 과정을 통해 몸의 균형을 조율하고, 신체의 자연 치유력을 활성화할 수 있습니다. 귀는 신체 내부의 건강 상태를 반영하고 조절할 수 있는 중요한 매개체로서, 이혈요법이나 귀 자극 요법과 같은 치유 방법이 인체의 전반적인 건강 증진에 효과적임을 보여줍니다.

목적

　이혈요법은 단순히 신체적 건강을 개선하는 것을 넘어, 스트레스 해소와 정신적 안정, 나아가 삶의 질 향상을 목표로 합니다. 이는 동양의학의 핵심 기법 중 하나로, 과학적 검증을 통해 현대의학에서도 그 효과를 인정받고 있습니다. 귀는 태아 시절부터 형성된 최초의 감각 기관으로, 신체의 과거, 현재, 미래의 건강 정보를 담고 있는 일종의 "건강 기록부"로 여겨집니다. 이 혈자리들을 자극함으로써 신체 에너지의 균형을 조율하고, 각종 질병을 예방하거나 치유하는 데 도움을 줄 수 있습니다. 신경 호르몬에 빠르게 영향을 미쳐 통증 완화, 호르몬 불균형 조절, 중독 욕구 감소, 식욕 조절, 불면증 개선 등 다양한 효과를 얻을 수 있습니다. 이혈 요법은 이러한 귀의 혈자리를 자극하여 신체 기능을 활성화하고 전반적인 건강과 삶의 질을 향상하는 데 기여합니다.

이혈요법은 고대 한의학의 원전인 『황제내경』에서부터 시작되었습니다. 귀가 신체 내부와 밀접하게 연관되어 있다는 이론은 귀를 경락과 기(氣)의 흐름 조절에 활용하는 방법으로 동양의학의 중요한 부분으로 자리 잡았습니다. 귀를 통한 자극이 신체의 건강을 유지하고 질병을 치료하는 데 효과적임을 강조하며, 이를 통해 인체의 경락과 기(氣)의 흐름을 조화롭게 만들 수 있다고 보았습니다.

과학적 발전

1957년 프랑스의 의사이며 신경학자인 폴 노지에(Dr. Paul Nogier)는 귀의 형상이 거꾸로 된 태아와 유사하다는 점에 착안하여, 귀의 각 부위가 신체의 특정 부위와 상응한다고 주장하며 이혈요법을 체계화했습니다. 그의 연구는 독일, 중국, 일본 등지에 알려지며 이 분야의 발전에 큰 영향을 주었습니다. 이혈요법의 효과에 대한 연구를 지속하여 여러 임상 실험을 통해 그 과학적 근거가 점점 입증되고 있습니다. 예를 들어, 스트레스 완화, 통증 감소, 면역력 강화 등 다양한 분야에서 이혈요법의 유효성이 확인되고 있습니다. 그의 연구는 1990년 WHO 국제학술대회에서 국제 표준으로 제정되며 전 세계적으로 인정받았습니다.

> 요약하면, 이혈요법은 고대의 지혜와 현대 과학이 결합된 요법으로, 신체의 축소판이라 불리는 귀를 활용해 전신 건강과 삶의 질 개선에 기여함으로써 건강을 증진시키는 안전하고 자연스러운 치유 방법으로 자리 잡고 있습니다.

3. 귀의 해부학적 특징

귀와 이혈요법의 통합적 이해

귀는 단순한 감각 기관이 아니라 신체와 마음의 연결 고리로서 작용하며, 이혈요법은 귀의 이러한 특성을 활용하여 건강을 개선하고 균형을 유지하는 강력한 도구입니다. 귀 자극을 통해 신체 에너지 흐름을 조율하고, 질병을 예방하며, 삶의 질을 높이는 실천이 가능해집니다.

귀는 여러 부위로 나뉘며, 각 부위는 신체의 특정 기관과 연결되어 있습니다.

① 돌출된 연골: 이수, 이병, 대이병, 이륜, 대이륜이 포함되며 신체의 주요 구조와 상응합니다.

돌출 부위	이수(耳垂)	얼굴부위
	이병(耳屛)	인후부위
	대이병(對耳屛)	대뇌부위
	이륜(耳輪)	귓바퀴
	대이륜(對耳輪)	골격(척추, 하지)계

② 함몰된 연골: 이갑강, 이갑정, 삼각와, 이주는 내장 기관과 팔에 연관됩니다.

함몰 부위	이갑강(耳甲腔)	호흡계(상초)
	이갑정(耳甲艇)	소화흡수계(중초)
	삼각와(三角窩)	배설계(하초)
	이주(耳舟)	상지계

이러한 특징은 귀가 신체와 연결된 중요한 반응점이라는 점을 설명합니다.

귀와 장상학

동양의학에서 귀는 장상학 이론에 따라 내장의 상태를 반영합니다. 귀의 형태, 색상, 혈관 변화 등은 신체의 병리적 상태를 나타낼 수 있습니다. 예를 들어, 귀가 붉게 변하면 열이 과도하다는 신호일 수 있으며, 창백한 귀는 혈액순환 문제를 나타낼 수 있습니다.

귀의 증후 분석

① 형태 변화: 귀의 특정 부위가 두드러지게 돌출되거나 함몰된 경우, 이는 해당 기관의 이상 신호일 수 있습니다.

② 색의 변화: 귀가 붉거나 창백해지는 등 색의 변화는 건강 상태를 반영합니다.

③ 혈관 확장: 귀의 혈관이 두드러질 경우 스트레스, 피로, 혈압 문제를 의심할 수 있습니다.

④ 구진 및 탈설: 귀 표면에 돌기나 비듬 같은 증상이 나타나면 내부 장기의 이상을 나타낼 수 있습니다.

4. 이혈테라피(=이혈요법)의 의미

이혈테라피는 크게 두 가지 의미로 이해할 수 있습니다.

① 좁은 의미의 이혈테라피: 귀를 직접 자극하는 방법으로, 귀의 특정 부위를 손으로 지압하거나 도구를 사용해 자극하는 방법입니다. 귀 마사지를 통해 혈자리의 순환을 촉진하거나, 기석(자극을 주는 작은 돌이나 자석)을 귀의 특정 부위에 부착하는 방식이 포함됩니다. 이러한 물리적 자극은 신체의 긴장을 완화하고 통증을 줄이며, 혈액순환을 개선하고 특정 장기의 기능을 활성화하며 신체의 에너지 흐름을 조절하고, 특정 장기나 시스템의 기능을 활성화하는 데 효과적입니다.

② 넓은 의미의 이혈테라피: 단순한 물리적 자극을 넘어 정신적·심리적 터치까지 포함합니다. 이는 상담과 치유 과정을 병행하여 신체뿐만 아니라 마음의 건강까지 아우르는 접근법으로, 전인적 치유를 목표로 합니다. 스트레스를 줄이고 심리적 안정을 도모하는 이러한 방법은 건강 회복과 유지에 중요한 역할을 합니다.

> 요약하면, 이혈테라피는 귀라는 작은 부위를 활용하여 몸과 마음의 조화를 이루는 독특하고 효과적인 자연 치유법입니다. 귀를 통해 몸의 기록을 읽고, 적절한 자극과 상담을 통해 건강을 회복하는 이혈의 원리는 인체의 복잡하고도 정교한 연결성을 보여줍니다.

5. 이혈테라피의 장점

이혈테라피는 귀를 활용한 자연 치유법으로서, 다양한 장점을 통해 많은 사람들에게 사랑받고 있습니다. 이 방법은 신체와 귀의 밀접한 관계를 기반으로 효과적이고 안전한 건강 관리 방법을 제공합니다. 다음은 이혈테라피의 주요 장점들입니다.

① 안전성: 이혈테라피는 부작용이 거의 없는 안전한 치유 방법입니다. 약물을 사용하지 않고, 귀를 부드럽게 자극하거나 기석을 부착하는 방식으로 진행되므로 누구나 부담 없이 시도할 수 있습니다.

② 즉효성: 귀를 자극하면 신경계와 호르몬 시스템이 빠르게 반응하여 몸에 즉각적인 변화를 가져옵니다. 통증 완화, 스트레스 감소, 에너지 개선 등 빠른 효과를 기대할 수 있습니다.

③ 간편성: 이혈테라피는 전문적인 도구나 특별한 환경이 없어도 어디서나 쉽게 실천할 수 있습니다. 간단한 귀 마사지나 기석 부착만으로도 효과를 볼 수 있어 일상생활에 적합합니다.

④ 지속성: 기석을 귀의 특정 부위에 부착하면 자극 효과가 지속됩니다. 기석이 붙어 있는 동안 혈자리와 경락이 계속 활성화되며, 치유 효과가 유지됩니다.

⑤ 경제성: 이혈테라피는 비용 부담이 적습니다. 적은 비용으로도 꾸준히 건강을 관리할 수 있어 경제적인 방법으로 많은 사람들이 활용할 수 있습니다.

⑥ 신비성: 귀와 신체 사이의 정교한 상관관계는 이혈테라피만의 독특한 매력입니다. 귀를 통해 신체 내부의 상태를 진단하고 치유하는 과정은 신비로움을 더합니다.

⑦ 역사성: 이혈요법은 오랜 역사를 지니고 있습니다. 고대 중국의 '황제내경'에서는 귀를 활용한 치유법이 언급되었으며, 전통적인 특종침에서도 이침 요법의 기초가 발견됩니다.

⑧ 과학성: 이혈테라피는 단순히 전통 의학에만 의존하는 것이 아니라 현대 과학에 의해 뒷받침됩니다. 이혈은 경락과 혈자리라는 전통 의학의 기반 위에서 작동합니다. 이러한 경락 체계는 현대 연구를 통해 신경계 및 생리학적 메커니즘과 연결되어 있음이 밝혀지며 과학적 신뢰성을 확보했습니다. 프랑스의 폴 노지에(Dr. Paul Nogier) 박사는 이혈요법을 체계적으로 연구하여 세계보건기구(WHO) 학술대회에서 이를 표준화했습니다.

이러한 다양한 장점 덕분에 이혈테라피는 안전하고 효과적인 건강 관리법으로 자리 잡고 있으며, 전통과 현대를 아우르는 독창적인 치유 방법으로 발전하고 있습니다.

6. 이혈테라피 실천을 위한 가이드

① 실천 루틴 설계
- 아침: 활력을 위한 혈자리 자극(신문혈, 간혈).
- 낮: 집중력을 위한 혈자리 자극(폐혈, 소장혈).
- 저녁: 긴장 해소와 숙면을 위한 혈자리 자극(수면점, 신경점).

② 자극 도구와 방법
- 손가락: 부드럽게 지압하거나 원을 그리듯 자극합니다.
- 기석: 귀 혈자리에 부착하여 지속적인 자극을 제공합니다.
- 지압기: 가볍게 눌러 효율적으로 자극합니다.

③ 주의사항

과도한 자극은 피하며, 하루 2~3회 5~10분 정도로 자극합니다. 자극 후 충분한 수분 섭취로 체내 순환을 활성화합니다. 염증이나 상처가 있을 경우는 자극하지 않습니다.

7. 이혈테라피의 실천법

이혈테라피는 간단하면서도 효과적인 건강 관리법으로, 실생활에서 쉽게 실천할 수 있습니다. 아래는 이혈 자극을 올바르게 실천하는 방법을 단계별로 정리한 가이드입니다.

① 위생 상태 유지: 귀를 자극하기 전에는 알코올 솜을 사용하여 귀를 깨끗하게 소독합니다. 위생 상태를 철저히 관리하여 감염이나 염증을 예방합니다.

② 부드러운 자극: 손가락으로 자극할 부위를 부드럽게 누르며, 너무 강하게 비비거나 문지르지 않도록 합니다. 자극은 혈자리의 흐름을 활성화하는 데 집중하며, 지나치게 강한 자극은 피합니다.

③ 자극용 기석 사용: 자극을 지속적으로 유지하고자 할 때는 기석(자극용 작은 돌이나 자석)을 부착할 수 있습니다. 기석은 3일 이내에 교체하거나 제거하여 위생을 유지합니다. 기석은 재사용하지 않습니다.

④ 염증 및 상처 주의: 귀에 상처가 있거나 염증이 있는 경우, 이혈 자극을 시도하지 않습니다. 귀가 민감한 상태에서는 자극을 피하고 회복 후에 진행합니다.

⑤ 자극 방법: 누르기만 하며 비비거나 문지르지 않습니다. 부드러운 자극으로도 충분한 효과를 기

대할 수 있습니다.

⑥ 부착 시간 관리: 이혈 스티커 또는 기석은 3일 정도 부착하는 것이 적당합니다. 너무 오래 부착하면 피부 자극이 생길 수 있으므로 시간을 철저히 관리합니다.

⑦ 정성껏 자극: 이혈 자극을 실행하며 건강 회복을 기도하거나 긍정적인 마음을 가지고 정성껏 자극합니다. 마음의 안정과 집중은 치유 효과를 더욱 높여줄 수 있습니다.

> 이혈테라피는 간단한 절차로도 몸과 마음의 건강을 돕는 훌륭한 방법입니다. 실천 시 위생과 부드러운 자극을 염두에 두고, 귀의 민감한 상태를 고려하여 신중히 진행하세요.

8. 이혈테라피를 통해 기대할 수 있는 주요 효과

① 건강 분석: 귀의 색상과 혈관 상태를 관찰하여 몸의 상태를 정확히 파악할 수 있습니다.

② 오장육부 건강 증진: 귀에 분포된 혈자리를 자극함으로써 간, 심장, 신장 등 주요 장기의 기능을 강화하고 전신의 균형을 유지합니다.

③ 혈액순환 개선과 림프액 순환 촉진: 귀의 혈자리 자극은 혈류를 촉진하여 체내 산소 공급을 원활하게 하고, 림프 순환을 개선하여 신체의 대사 기능을 활성화합니다.

④ 통증 완화: 귀의 특정 혈자리를 자극하면 신체적 고통을 효과적으로 줄일 수 있습니다. 특히 머리와 관련된 귀 부위를 손가락으로 가볍게 누르거나 마사지하면 긴장을 풀고 통증을 줄이는 데 도움이 됩니다. 허리, 무릎, 어깨 등 특정 부위의 통증 완화에도 효과적입니다. 이는 자극이 신경계에 빠르게 전달되어 통증을 줄이는 데 기여하기 때문입니다.

(예: 신문혈 자극 → 전신 긴장 완화, 온열점 자극 → 체온 유지와 말초 순환 개선 등)

⑤ 소화력 강화: 소화 기관과 연결된 귀 부위를 자극하면 소화 기능이 활성화되고, 소화불량이나 변비와 같은 문제를 개선하는 데 도움을 줍니다. 소화 기관과 연결된 귀 부위를 마사지하면 소화 작용을 촉진하여 속쓰림이나 더부룩함 같은 증상을 개선할 수 있습니다. 식사 후 귀 마사지를 습관화하면 소화 기능을 강화하는 데 긍정적인 효과를 얻을 수 있습니다.

⑥ 피로 회복과 숙면 유도: 이혈테라피는 신경과 호르몬 조절을 통해 피로를 해소하고, 깊고 안정된 숙면을 유도합니다.

⑦ 피부 미용 및 리프팅 효과: 혈액 순환이 개선되고 신체의 독소 배출이 원활해지면서 피부 상태가 좋아지고, 자연스러운 리프팅 효과도 기대할 수 있습니다.

⑧ 스트레스 해소: 귀의 진정 포인트를 자극하여 긴장감을 완화합니다. 귀에는 신경계를 안정시키는 진정 포인트가 있습니다. 해당 부위를 자극하면 긴장감이 완화되고 스트레스와 불안을 줄일 수 있습니다. 스트레스를 받을 때 손가락으로 귀의 특정 부위를 부드럽게 누르거나 기석을 활용해 지속적으로 자극을 주는 방법이 효과적입니다. 이와 같은 간단한 이혈테라피는 특별한 도구 없이도 실천할 수 있어, 바쁜 일상 속에서 신체와 마음의 균형을 유지하는 데 유용합니다.

⑨ 면역력 및 자연치유력 강화: 귀 자극은 면역 체계를 활성화하여 질병 예방과 자연치유력을 강화합니다. 이는 자율신경계와 호르몬 체계를 조화롭게 만드는 데 기여합니다.

⑩ 에너지 활성화: 혈자리를 자극함으로써 체내 에너지 순환을 촉진하고 활력을 회복합니다.

⑪ 정신적 안정: 이혈테라피를 통해 마음의 평화를 얻고 스트레스를 줄일 수 있습니다.

⑫ 긍정적 사고와 결합: 이혈테라피와 함께 긍정적인 태도를 유지하면 정신적 안정과 함께 삶의 질이 향상됩니다.

9. 이혈 마사지의 기본 원리

마사지는 신체를 쓰다듬고 누르고 주물러 신체 기능을 회복하고 혈액순환을 돕고 긴장을 풀어 주는 기술입니다. 귀는 특히 뇌와 가까운 부위로서, 자극 시 신경과 호르몬 시스템에 빠르게 영향을 미쳐 전신 건강에 도움을 줍니다.

귀 마사지의 주요 효과

① 정신 안정과 집중력 향상: 뇌를 자극하여 마음을 안정시키고 집중력을 높입니다.

② 면역력과 신진대사 촉진: 귀 마사지는 혈액과 림프 순환을 촉진해 면역계를 강화합니다.

③ 혈압 조절과 생식기능 강화: 귀 자극은 혈압을 안정시키고 생식 기관의 기능을 조화롭게 만듭니다.

④ 척추 건강 개선 및 관절 유연화: 귀와 척추는 밀접하게 연결되어 있어 마사지 시 척추의 유연성을 높일 수 있습니다.

- **기본 마사지 기법**
  ① 귀 납작하게 누르기: 귀를 손바닥으로 납작하게 눌러 스트레스를 완화하고 전신 순환을 촉진합니다.
  ② 귀 위아래로 잡아 당기기: 면역력을 강화하고 정신적 개운함을 제공합니다.
  ③ 귓구멍 속 돌리기: 귓구멍을 부드럽게 마사지해 기의 흐름을 원활하게 하고 감기를 예방합니다.
  ④ 귀 윗부분 바깥으로 잡아당기기: 생식기능을 강화하고 혈압을 안정화합니다.
  ⑤ 귀 뿌리 마찰하기: 귀 뿌리를 자극하면 기억력이 증진되고 기분이 전환됩니다.

귀 마사지 전 유의사항

- 귀를 알코올 솜으로 소독하여 청결을 유지합니다.
- 염증이나 상처가 있는 경우 해당 부위를 자극하지 않습니다.
- 비비는 방식보다 부드럽게 누르거나 돌리는 방식으로 자극합니다.

자극의 효과와 지속성

이혈테라피는 단기간의 즉각적인 효과와 함께 장기간 건강 유지에 도움을 줍니다. 하루 10분의 간단한 마사지만으로도 신체 에너지를 활성화하고 질병 예방에 기여할 수 있습니다.

귀 건강 모니터링

귀의 형태, 색상, 혈관 상태를 관찰해 신체 건강을 모니터링할 수 있습니다.

- 귀가 창백하거나 붉어질 경우 건강 이상 신호일 수 있습니다.
- 사진 기록: 주기적으로 귀 사진을 찍어 건강 상태를 기록하는 것이 도움이 됩니다..
- 귀를 활용한 이혈 요법은 단순하면서도 강력한 치유법입니다. 정기적으로 귀 마사지를 실천하면 신체적 건강뿐 아니라 정신적 안정도 얻을 수 있습니다.

10. 치료와 치유: 건강의 새로운 관점

① 치료와 치유의 차이

- 치료(Treatment): 외부적인 도움으로 상처나 질병을 치료하는 과정으로, 주로 증상 완화를 목표로 합니다.
- 치유(Healing): 신체 스스로 병을 낫게 하는 내적 과정으로, 심리적 안정과 질병의 근본 원인 해결을 포함합니다.

치료는 외부적인 개입에 의존하는 반면, 치유는 자율적이고 장기적인 건강 회복을 목표로 하며, 이혈테라피는 이 치유의 과정에서 강력한 도구가 될 수 있습니다.

② 질병과 질환의 구분

- 질병(Disease): 생물학적 차원의 의학적 상태로, 기계적이고 객관적인 진단 기준에 의해 정의됩니다.
- 질환(Illness): 개인적인 질병 경험을 의미하며, 심리적, 사회적 요인과 밀접하게 연결됩니다.

> 이혈테라피는 이러한 두 가지 측면 모두에 긍정적인 영향을 미칠 수 있는 전인적 치유 방법입니다.

건강한 삶을 위한 기본 원칙

건강한 삶을 유지하기 위해서는 몸과 마음을 조화롭게 돌보는 것이 중요합니다. 아래는 이를 위한 기본 원칙입니다.

① 긍정적 사고: 모든 순간에 감사하며 긍정적인 마음을 유지합니다. 어려움 속에서도 감사할 부분을 찾으려는 태도는 스트레스를 줄이고 행복감을 높입니다.
② 바른 섭생: 규칙적인 식습관을 유지하고 충분한 수분 섭취를 통해 몸의 균형을 잡습니다. 건강 음료로 레몬수나 음양탕을 활용하면 몸의 해독 작용과 면역력을 강화할 수 있습니다.
③ 적당한 운동: 꾸준한 운동은 신체 건강을 유지하는 핵심입니다. 귀 마사지를 통해 혈액순환을 돕

고, 봉사 활동을 병행하면 정신적 만족감과 사회적 유대감을 동시에 얻을 수 있습니다.

④ 스스로 치유: 자신의 몸이 가진 자연 치유 능력을 믿고, 회복력을 키우기 위해 몸과 마음에 긍정적인 에너지를 채워 넣습니다.

결론

이혈테라피는 귀의 혈자리를 활용하여 신체와 마음의 균형을 맞추는 효과적인 건강 관리법입니다. 단순히 증상을 완화하는 것을 넘어 신체의 근본적인 회복을 돕고 삶의 질을 향상시킬 수 있는 통합적 접근법입니다. 꾸준히 실천하여 건강을 유지하고 치유 효과를 경험해 보세요.

"웃을 수 있을 때 항상 웃으세요. 웃음은 돈이 들지 않는 최고의 약입니다." 건강한 몸과 마음을 유지하려면 웃음을 잃지 않는 것이 가장 중요합니다. 웃음은 스트레스를 해소하고 삶의 활력을 불어 넣어주는 최고의 도구입니다.

2강. 이수와 귀 혈자리의 비밀

1. 이수란 무엇인가?

이수는 귀의 가장 아래쪽에 위치한 귓불 부위로, 부드럽고 유연한 조직으로 구성되어 있습니다. 이수는 신체의 중요한 혈자리와 연결되는데, 특히 머리와 얼굴 부위의 건강과 밀접한 관련이 있습니다.

2. 이수의 분도법

이수는 9개의 구역으로 나뉘며, 각 구역은 특정 건강 문제와 연관됩니다. 저혈압점을 기준으로 수평선과 수직선을 그어 구역을 정의하며, 각 구역은 관련된 장기 및 증상에 따라 분류됩니다.

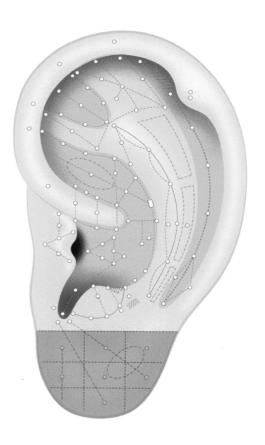

3. 이수의 주요 혈자리와 효능

① 저혈압점: 귀 아래쪽 돌기된 연골 바로 아래

- 효능: 저혈압, 무맥증, 현기증
- 활용: 저혈압 및 무맥증 증상 완화, 현기증 개선

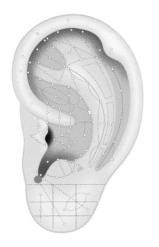

② 치아: 1구역 중앙점

- 효능: 치통 완화, 치과 질환 개선
- 활용: 치통, 발치 후 회복, 치통의 특효혈, 이 부위 자극하면 치아 건강 증진, 중국, 일본 ⇨ 발치 마취용으로 활용

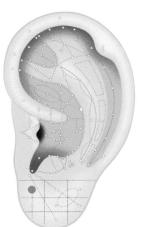

③ 혀와 잇몸: 2구역 중앙점

- 효능: 혀와 잇몸 질환 완화, 구강 건강 증진
- 활용: 혀는 심장의 거울, 구내염, 잇몸 염증, 혀 질환, 자극 시 구강 건강 유지와 염증 완화에 효과적

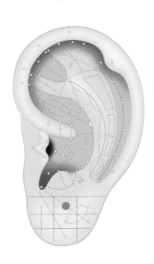

④ 턱: 3구역 중앙점

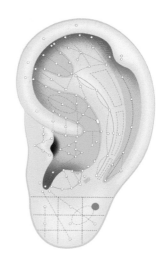

- 효능: 턱관절 건강 증진
- 활용: 턱관절 장애, 삼차신경통, 치통, 치주염, 턱관절의 긴장을 풀어주고 통증 완화, 구안와사 등에 도움

⑤ 수면점: 4구역 중앙점

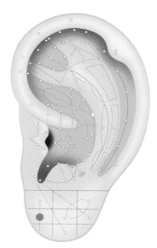

- 효능: 숙면 유도, 신경 안정
- 활용: 불면증, 신경쇠약, 자극하면 수면의 양 향상, 신경 쇠약점이라고도 함

⑥ 눈: 5구역 중앙점

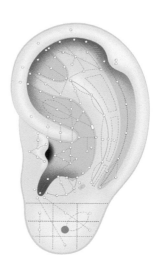

- 효능: 시력 개선
- 활용: 다래끼, 결막염, 각막염, 눈의 피로 해소, 시력 보호 등에 활용, 귀 뚫는 자리

⑦ 속귀: 6구역 중앙점

- 효능: 청력 회복, 멀미, 어지럼증
- 활용: 이명, 중이염 등 내이질환, 귀 건강과 청력 증진에 활용, 이명 있는 경우 앞뒤로 기석 부착

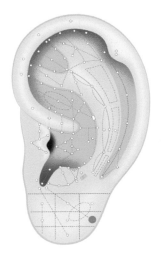

⑧ 편도선: 8구역 중앙점

- 효능: 편도선 염증 완화
- 활용: 인후염, 감기, 목 건강과 염증 완화에 탁월한 효과

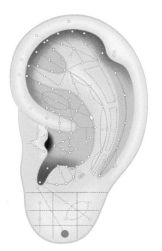

⑨ 관심구: 저혈압점에서 편도선까지

- 효능: 심장 건강 개선
- 활용: 부정맥, 관상동맥 질환에 활용

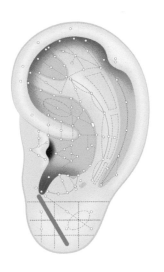

⑩ 이명구: 눈2에서 속귀까지

- 효능: 청력 개선
- 활용: 이명, 청력감퇴 개선에 활용

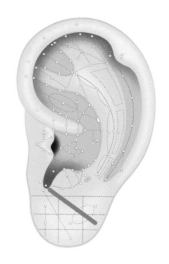

⑪ 면협구: 3구역과 5구역 교차선 주위

- 효능: 피부미용에 특효, 리프팅에 효과적
- 활용: 여드름, 기미, 안면신경 마비, 얼굴 감각 이상 등에
  활용

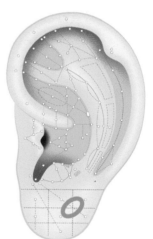

⑫ 수면구: 저혈압점 아래에서 수면점을 지나 아래로
  내려진 선

- 효능: 숙면 유도, 신경 안정
- 활용: 불면증, 신경쇠약, 자극하면 수면의 양적 향상

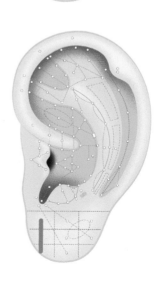

⑬ 눈1: **저혈압점 바로 옆** (이병쪽)

- 효능: 녹내장, 백내장
- 활용: 눈의 만성질환에 활용

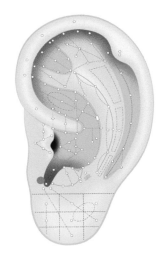

⑭ 눈2: **저혈압점 바로 옆** (대이병쪽)

- 효능: 급성 결막염, 다래끼, 난시
- 활용: 눈의 급성질환에 활용

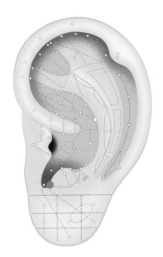

4. 이혈 자극의 효과

이수 혈자리 자극은 즉각적인 효과와 함께 장기적인 건강 개선을 제공합니다.

- 즉각적 효과: 통증 완화, 긴장 해소.
- 장기적 효과: 면역력 증진, 전반적인 건강 회복.
- 과도한 자극 금지: 부드럽게 눌러야 하며, 비비는 방식은 삼가야 합니다.

5. 귀 건강 관리로 삶의 질 향상

이수와 귀 혈자리는 신체와 정신 건강을 통합적으로 관리하는 열쇠입니다. 이수의 혈자리를 체계적으로 이해하고 활용하면 다양한 건강 문제를 예방하고 치유할 수 있습니다. 이 강에서는 이수의 구조와 혈자리를 활용하여 질병 예방과 건강 증진을 실현할 수 있는 구체적인 방법을 제공합니다. 꾸준히 실천하여 더 나은 삶의 질을 경험해 보세요.

이수는 머리와 얼굴 부위 건강의 핵심적인 부위로, 눈, 코, 입, 귀, 턱 등 다양한 건강 문제를 예방하고 관리하는 데 효과적입니다. 이수의 각 혈자리를 정확히 이해하고 활용하면 치아 건강, 숙면, 청력 회복 등 전반적인 건강 증진에 기여할 수 있습니다. 꾸준히 실천하여 더 건강하고 행복한 삶을 누리세요.

이수 부위 - 얼굴

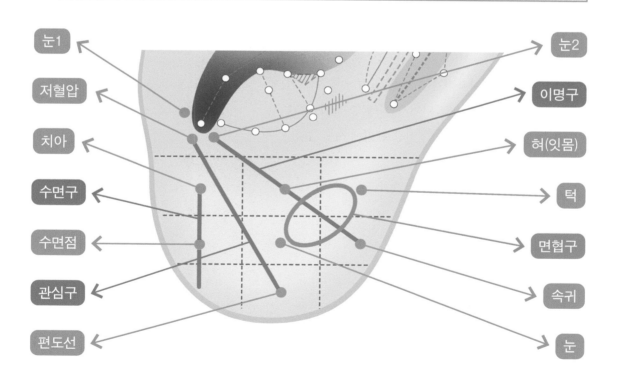

3강. 이병의 이해와 활용

　귀는 신체의 모든 부분과 연결된 경락과 혈자리가 밀집된 장소로, 이병(耳屛)은 그중에서도 중심적 역할을 하는 부위입니다. 이병은 외측과 내측으로 나뉘며, 각각 신체와 다양한 연관을 맺고 있어 건강 진단과 치유에 효과적으로 활용됩니다. 이 강에서는 이병의 구조와 관련 혈자리, 그리고 실질적인 활용 방법을 체계적으로 정리하여 학습자가 이병을 활용해 건강을 증진할 수 있도록 돕습니다.

1. 이병의 개념과 위치

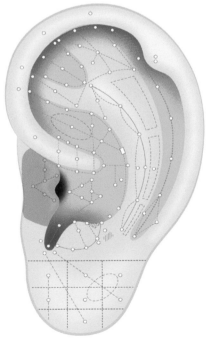

　이병은 귀의 중앙에서 병풍(屛)처럼 돌출된 부위로, 인체의 이비인후(코, 목 등)에 해당하는 부분입니다. 귀의 해부학적 중심에 위치합니다. 이병은 외측과 내측으로 나뉘며, 각 부위는 신체 여러 기관과 연결되어 있습니다. 10 개의 주요 혈자리가 이병에 위치하며, 이는 신체 내부 장기 및 기능과 연결되어 있어 염증 완화, 통증 관리, 스트레스 감소 등 다양한 건강 관리에 사용됩니다.

2. 이병의 해부학적 위치&
　　주요 혈자리와 기능

- **외측: 귀의 외부에 돌출된 부분으로써, 병첨**(屛尖)**,
　신상선**(腎上腺)**, 외비**(外鼻)**, 기점**(饑點)**, 갈점**(渴點)**, 외이**(外耳)**, 심포점**(心包點) **등 주요 혈자리가 분포합니다.**

① 병첨(屛尖): **두 개의 돌기된 부분 중 위쪽의 끝부분**

- 효능: 염증 제거, 발열 완화, 진정 & 지통 작용
- 활용: 두통, 피부염, 천식 등의 염증성 질환 개선에 활용

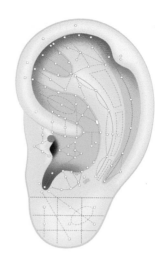

② 신상선(腎上腺): **두 개의 돌기된 부분 중 아래쪽의 끝부분**

- 효능: 혈관 수축, 혈압 조절, 항감염, 항과민, 항풍습 작용
- 활용: 비뇨 생식계통 및 염증성 질병에 사용, 월경 과다, 자궁출혈, 변혈, 기관지염, 기관지 천식 등에 효과적

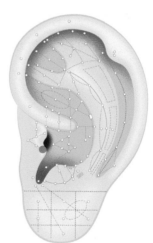

③ 외비(外鼻): **병첨과 신상선의 이등변 삼각형 지점**

- 효능: 코와 관련된 질환 완화
- 활용: 비염, 축농증, 코골이 등에 활용

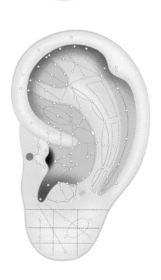

④ 갈점(渴點): 외비와 병첨의 중간 지점

- 효능: 갈증 해소, 당뇨 증상 완화
- 활용: 금연, 금주, 갈증 개선(소갈증)에 활용

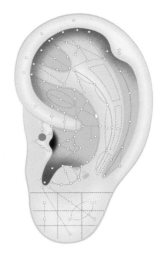

⑤ 기점(饑點): 외비와 신상선의 중간 지점

- 효능: 식욕 조절, 과식 방지, 살빼기 혈
- 활용: 스트레스성 폭식과 비만 관리에 활용

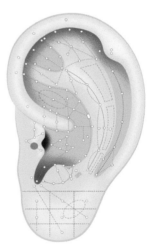

⑥ 외이(外耳): 갈점에서 위로 쭉 올라가 이륜각과 이병이 만나는 지점

- 효능: 청력 개선 및 귀 질환 완화, 비염, 부비동염
- 활용: 이명, 현기증, 편두통, 삼차신경통 관리에 활용

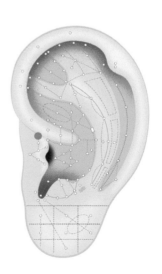

⑦ 심포점(心包點): **외이와 갈점의 중간 지점, 필요할 때만 활동하는 장기(六腑)**

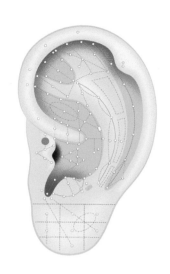

- 효능: 심리적 안정, 감정 조절, 세포의 생성과 신진대사 조절
- 활용: 불안, 스트레스, 가슴 두근거림 완화 등에 활용, 가슴이 갑자기 두근거리거나 불안할 때 안정시켜 주는 혈자리

• **내측: 외측 부위의 뒤편에 위치하며, 내비**(內鼻)**, 인후**(咽喉)**, 이섭신경점**(耳顬神經點) **등이 포함됩니다.**

⑧ 인후(咽喉): **외측의 병첨과 대응되는 지점**

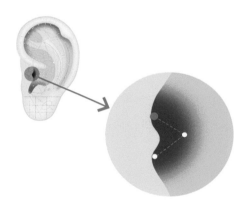

- 효능: 급·만성 인후염 완화, 편도선염 치료.
- 활용: 쉰 목소리, 목 통증, 기관지염, 편도선염, 목과 코의 이상 증세 개선에 활용

⑨ 내비(內鼻): **외측의 신상선과 대응되는 지점**

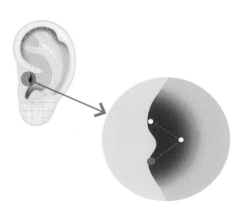

- 효능: 코 내부 질환 개선
- 활용: 코피, 알레르기 비염, 부비동염, 급·만성 비염, 알러지 비염 등에 활용

⑩ 이섭신경점(耳顬神經點): **외측의 외비와 대응**

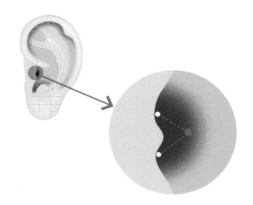

- 효능: 안면 신경, 삼차신경 조절, 신경과민 완화
- 활용: 편두통, 안면 떨림, 구안와사 초기 증상 완화, 얼굴 리프팅, 눈과 입 떨림 완화에 활용

이병 활용의 실제 사례

① 염증 및 발열 관리: 병첨(屛尖)과 신상선(腎上腺)을 지압하면 염증 억제와 발열 완화에 효과적입니다. (사례: 감기로 열이 올랐을 때 병첨 자극을 통해 열과 두통을 빠르게 해소했습니다)

② 비만 및 식욕 조절: 기점(饑點)과 갈점(渴點)을 자극하면 식욕을 조절하고 스트레스성 비만을 예방할 수 있습니다. (사례: 과식이 잦은 직장인이 이 두 혈자리를 활용해 체중 감소에 성공했습니다)

③ 코 관련 질환 완화: 외비(外鼻)와 내비(內鼻)를 지압하면 비염과 코막힘을 개선할 수 있습니다. (사례: 만성 비염 환자가 이 혈자리를 사용해 수술 없이 증상을 완화했습니다)

④ 안면 신경 문제 해결: 이섭신경점(耳顬神經點)을 자극해 안면 떨림과 신경 안정, 스트레스를 줄일 수 있습니다. (사례: 구안와사 초기 증상을 가진 환자가 꾸준히 이혈테라피를 받은 후 증상이 호전되었습니다)

이병 혈자리 관리 방법

① 지압: 손가락 끝으로 혈자리를 부드럽게 눌러 자극합니다. 하루 2~3회, 한 번에 3~5분씩 지압하면 효과를 극대화할 수 있습니다.

② 기석 부착: 전문가의 기석 부착은 지압보다 깊은 자극을 제공하며, 만성 질환 관리에 특히 유용합니다.

③ 자가 관리 팁: 혈자리를 쉽게 기억할 수 있도록 자신의 귀 사진에 주요 혈자리를 표시합니다. 스트레칭이나 심호흡과 함께 혈자리를 자극하면 더 나은 효과를 얻을 수 있습니다.

이병은 귀의 중심적 부위로, 신체의 다양한 질환과 증상을 관리할 수 있는 중요한 역할을 합니다. 외측과 내측 혈자리를 적절히 활용하면 염증, 비만, 코 질환, 안면 신경 문제 등 다양한 건강 문제를 효과적으로 개선할 수 있습니다. 이 강을 통해 이병의 구조와 기능을 깊이 이해하고, 실생활에서 건강을 지키는 데 활용해 보세요.

이병 부위 - 인후

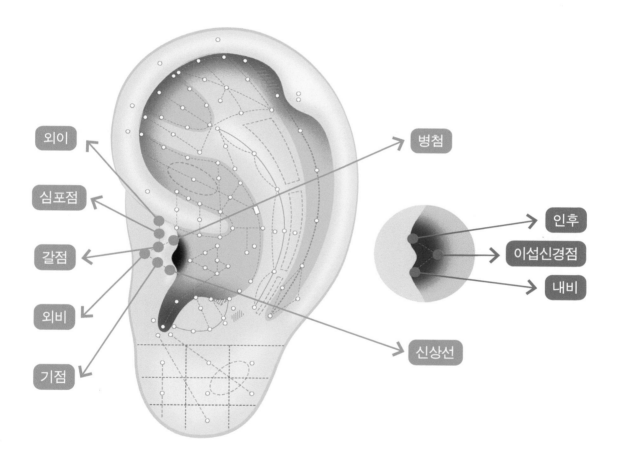

4강. 대이병의 이해와 활용

대이병(對耳屛)은 귀에서 중요한 구조로, 신체의 두뇌와 신경계 기능을 관장하는 혈자리가 집중된 부위입니다. 이 부위는 내분비계와도 밀접하게 연결되어 있어 다양한 건강 문제의 예방과 치유에 효과적으로 활용됩니다. 대이병은 이혈테라피에서 필수적인 영역으로, 혈자리의 위치와 기능을 정확히 이해하면 건강 관리와 삶의 질 향상에 큰 도움이 됩니다.

1. 대이병의 개념과 구조

대이병은 귀의 돌출된 부분으로 병풍(屛)과 같은 형태를 띠고 있는 이병의 대측에 위치합니다. 이 부위는 신체와 두뇌, 신경계, 내분비계의 균형을 유지하는 데 중요한 역할을 하며, 이혈테라피에서 다양한 질환의 예방과 치유에 활용됩니다.

2. 해부학적 특징

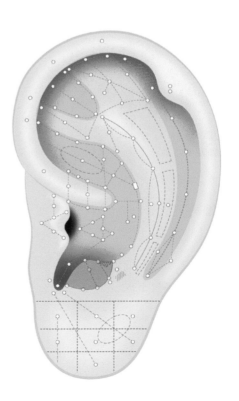

♣ 위치: 가장 상방에 한 점, 대칭되는 지점에 한 점, 양쪽 코너 지점 잡아 타원 형태를 만듭니다.

• 외측: 머리와 두뇌의 기능을 조절하는 혈자리가 위치하며, 스트레스 관리 및 신경계 강화에 효과적입니다.

3. 대이병 외측의 주요 혈자리와 활용

① 이하선(耳下腺): 대이병에서 가장 높은 지점

- 효능: 스트레스 해소, 감기, 두통 완화, 피부질환 개선
- 활용: 이하선염(볼거리), 신경성 피부질환, 식중독 완화에
  활용

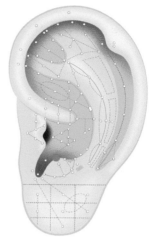

② 뇌하수체: 이하선과 뇌간의 중간 지점

- 효능: 생리불순 완화, 폐경 증상 개선, 갑상선 기능 개선
- 활용: 성장 호르몬 조절, 부신 피로 완화, 호르몬 조절 중
  추, 생식, 발육, 대사에 관여

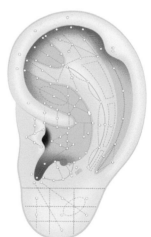

③ 뇌간(腦幹): 이하선에서 연골 따라 올라가 대이륜과
만나는 코너 지점

- 효능: 중풍 예방, 열 내림, 정신 안정
- 활용: 연하곤란, 심박수 조절, 호흡 곤란 완화에 활용

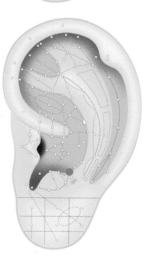

④ 앞머리(전두엽): **난소와 옆머리의 중간 지점**

- 효능: 전두통, 기억력 감퇴, 집중력 저하,
- 활용: 고혈압, 우울증, 기면증, 소화 작용에 활용

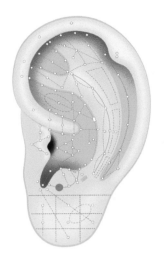

⑤ 옆머리(측두엽): **대이병 아래측, 이하선의 직하방 지점**

- 효능: 편두통 완화, 청력 감퇴 개선, 멀미&어지럼증 예방
- 활용: 이명 완화, 귀 질환 개선, 시력 향상에 활용

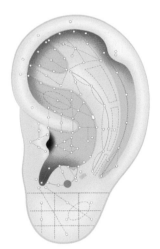

⑥ 뒷머리(후두엽): **옆머리와 뇌간의 중간 지점**

- 효능: 어지럼증, 뇌전증(간질), 멀미, 혈압 강하 내이 질환,
  스트레스 완화, 자율신경 문란
- 활용: 지운, 명목, 진정, 진경 작용에 활용

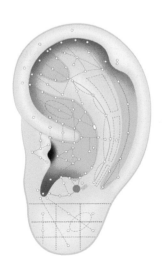

⑦ 정수리(두정엽): 뒷머리 바로 아래 지점

- 효능: 두정통, 탈모에 효과적
- 활용: 신경쇠약 개선에 활용

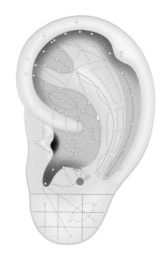

⑧ 신경쇠약구: 뒷머리와 정수리혈 사이 대이륜 하방 구역

- 효능: 스트레스, 불면에 효과적
- 활용: 긴장 완화와 수면의 질적 향상에 활용

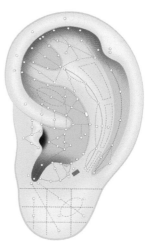

⑨ 난소: 이하선에서 연골을 따라 내려온 지점

- 효능: 기능성 자궁출혈, 여성호르몬 관장
- 활용: 각종 여성 생식기질환-생리불순, 생리통, 난소염,
  난소암, 불임, 폐경, 배란 문제시 활용

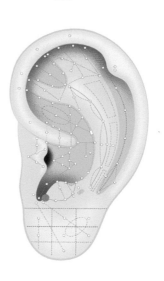

⑩ 천식: 이하선과 옆머리 사이 위쪽 1/3 지점

- 효능: 해소 천식 개선, 편안한 숨쉬기
- 활용: 기관지, 천식 등의 과민한 상황에 활용

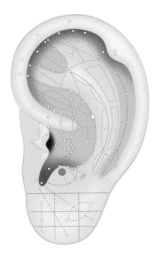

⑪ 운구: 뇌하수체와 뒷머리의 중간 지점에서 뇌간까지의 구역

- 효능: 어지럼증, 혈압 조절
- 활용: 빈혈 등 각종 어지럼증에 활용

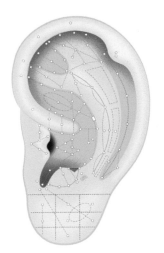

⑫ 후아: 뇌간혈 바로 아래쪽 지점

- 효능: 목구멍과 치아 관리에 효과적
- 활용: 인후통과 치통을 분석하고 개선에 활용

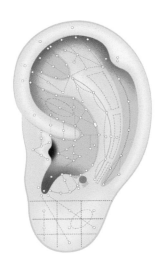

• **내측**: 생리적 항상성을 유지하고 신경계와 내분비계의 균형을 조절하는 혈자리가 집중되어 있습니다.

① 구뇌(丘腦): **이하선에서 내측으로 직하방 지점**

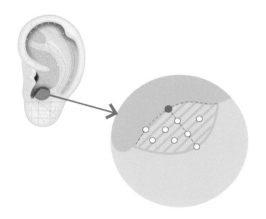

  • 효능: 체온 조절, 비만 완화, 생리 활동 조절
  • 활용: 수면 장애, 신경계 질환, 스트레스 해소, 내분비기능 문란에 활용

② 흥분점(興奮點): **이하선과 구뇌 사이 구뇌쪽 1/3 지점**

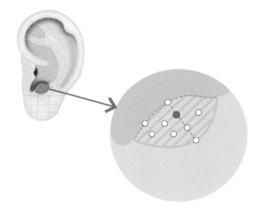

  • 효능: 기분 개선, 활력 증진, 장부의 평형 유지
  • 활용: 우울증 완화, 저혈압, 활력 회복, 내분비 및 성기능 개선에 활용

③ 고환(睾丸): **흥분점과 이하선 사이 중간 지점**

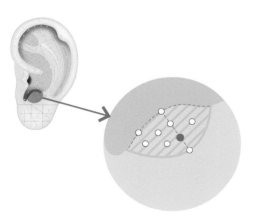

  • 효능: 고환염, 발기부전, 전립선염, 불임 개선
  • 활용: 성기능 장애, 남성 생식기 질환 완화에 활용

④ 피질하(皮質下): **대이병 내측 아래에**
위치하는 3개의 혈자리

- 효능: 소화불량, 심장질환, 신경쇠약에
  효과적
- 활용: 소화계, 심혈관계, 신경계 질환 개
  선에 활용

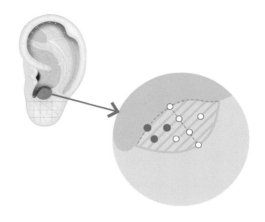

⑤ 전간(癲癇): **소화계통 피질하와 이하선**
중간 지점

- 효능: 뇌전증, 뇌파 안정에 효과적
- 활용: 뇌전증 유무 확인, 스트레스성 질
  환에 활용

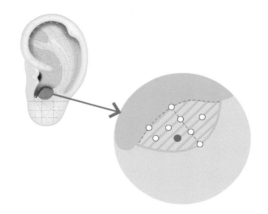

⑥ 뇌: **대이병 내측 피질하와 반대 지점**

- 효능: 뇌에 산소 공급, 손 움직임, 평형
  유지
- 활용: 소뇌 조절, 중풍 예방, 다동증에
  활용

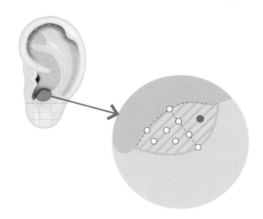

4. 대이병 혈자리의 통합적 활용

① 두뇌 건강
- 대이병의 혈자리는 기억력과 집중력을 증진하고, 뇌 기능 활성화에 효과적입니다.
- 활용 사례: 학생들의 학습 능력 향상, 노인의 치매 예방.

② 내분비계 조절
- 대이병의 혈자리는 생리적 항상성을 유지하고 호르몬 균형을 조절합니다.
- 활용 사례: 폐경 증상 완화, 성장 장애 개선, 갑상선 질환 관리.

③ 스트레스 및 정신 건강
- 대이병은 불안감 해소와 수면 질 개선에 중요한 역할을 합니다.
- 활용 사례: 스트레스 완화, 신경쇠약 개선, 우울증 증상 완화.

5. 지압 및 마사지

- 손가락이나 지압기로 부드럽게 자극합니다.
- 하루 2~3회, 3~5분씩 꾸준히 시행하는 것이 좋습니다.

대이병은 귀에서 가장 중요한 부위 중 하나로, 두뇌와 신경계, 내분비계 질환을 효과적으로 관리할 수 있는 혈자리가 집중되어 있습니다. 이 부위의 혈자리를 활용하면 다양한 건강 문제를 예방하고 개선할 수 있습니다. 정확한 위치와 기능을 이해하고 꾸준히 실천하면 두뇌 건강, 호르몬 균형, 그리고 정신적 안정에 큰 도움이 됩니다. 이 강을 통해 대이병의 효과적인 활용법을 익혀 건강과 행복을 증진시키세요.

대이병(對耳屏) 부위(외측) - 머리

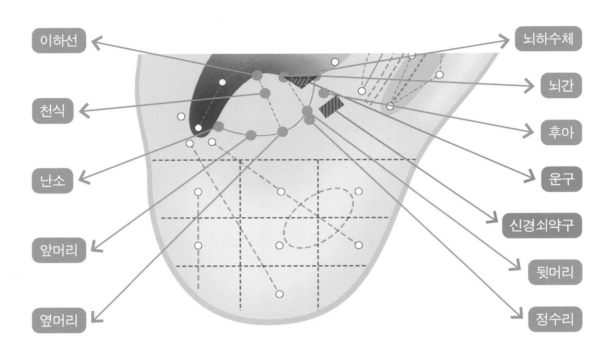

이하선 / 뇌하수체 / 천식 / 뇌간 / 난소 / 후아 / 운구 / 앞머리 / 신경쇠약구 / 옆머리 / 뒷머리 / 정수리

대이병(對耳屏) 부위(내측) - 머리

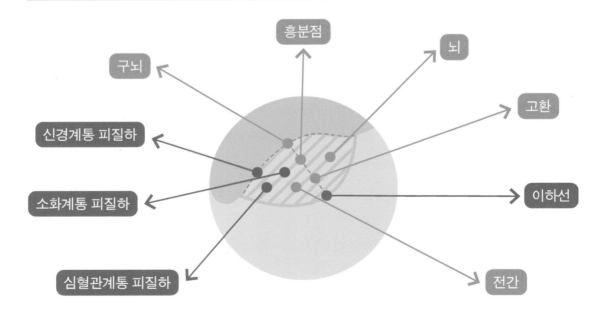

흥분점 / 뇌 / 구뇌 / 고환 / 신경계통 피질하 / 이하선 / 소화계통 피질하 / 심혈관계통 피질하 / 전간

5강. 대이륜과 척추 건강의 연결고리

이 강은 귀의 대이륜 부위를 중심으로 척추와 관련된 건강 문제를 해결하기 위한 이혈테라피를 체계적으로 소개합니다. 대이륜은 귀의 특정 부위로, 신체의 척추와 밀접하게 연결되어 있어 척추 질환의 예방과 개선에 중요한 역할을 합니다.

1. 대이륜과 척추 건강의 상관관계

대이륜(對耳輪)은 귀의 이륜 안쪽에 위치한 Y자 모양의 돌출된 연골 부분으로, 인체 척추를 중심으로 한 몸통 부위와 연결됩니다. 삼각와 코너점에서 대이륜 정가운데 능선 부위를 따라 5 등분합니다.

2. 대이륜의 구조와 분포

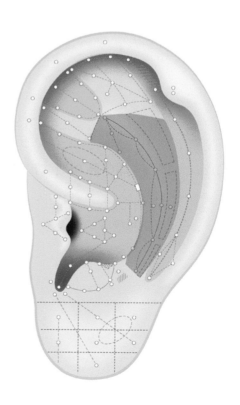

- 중앙부: 척추를 중심으로 다섯 부분으로 나뉘어 각 부위가 목뼈, 등뼈, 허리뼈, 엉덩이뼈, 꼬리뼈와 연결됩니다.
- 상각: 하지(다리)와 관련
- 하각: 둔부(엉덩이)와 관련

3. 대이륜과 척추 건강 혈자리

① 목뼈(頸椎): 대이륜 아래 1/5 부위, 7마디

- 효능: 목 디스크 완화, 손발 저림 증상 개선, 두통 해소
- 활용: 경추 질환, 어깨 통증, 두통 치유에 활용

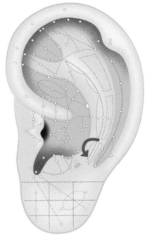

② 등뼈(胸椎): 대이륜 아래 2/5와 3/5 부위, 12마디

- 효능: 척추 측만증 완화, 담 결림 해소
- 활용: 흉추 통증 완화, 등 부위 긴장 해소에 활용

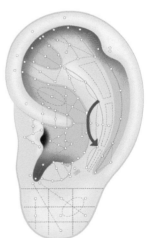

③ 허리뼈(腰椎): 대이륜 아래 4/5 부위, 5마디

- 효능: 허리디스크, 좌골신경통 완화
- 활용: 요통 예방과 허리 건강 증진에 활용

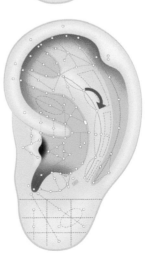

④ 엉덩이뼈(骶椎): **대이륜의 마지막 부위**

- 효능: 둔부 통증 완화 및 골반 안정화
- 활용: 골반 부위와 엉덩이 통증 개선에 활용

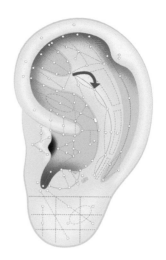

⑤ 꼬리뼈(尾椎): **대이륜 상각과 하각이 만나는 교차점**

- 효능: 꼬리뼈 통증 완화
- 활용: 꼬리뼈와 골반 부위의 통증 및 질환 관리에 활용

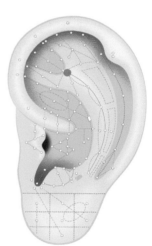

⑥ 경(頸): **목뼈혈 안쪽의 중간 지점**

- 효능: 편도선, 임파선
- 활용: 목 부위의 편도, 임파선, 갑상선 등에 활용

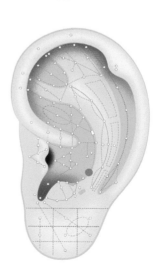

⑦ 갑상선(甲狀腺): **목뼈와 뇌간의 중간점**

- 효능: 성장, 발육, 생식, 체온 조절, 내분비 기능 강화
- 활용: 갑상선 기능 항진증 및 저하증, 갱년기 증상 완화
  에 활용

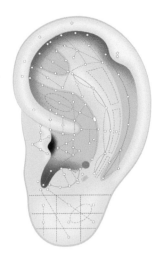

⑧ 흉(胸): **등뼈 부위의 안쪽 중간 지점**

- 효능: 가슴 통증 완화 및 긴장 해소
- 활용: 대상포진, 흉부 답답증 개선에 활용

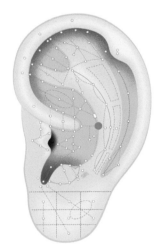

⑨ 복(腹): **허리뼈와 엉덩이뼈 안쪽 중간 지점**

- 효능: 소화 및 배설 기능 강화, 뱃살 감소
- 활용: 생리통, 산후통, 배설 질환 관리에 활용

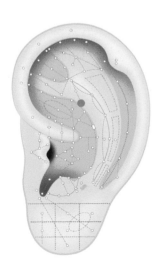

⑩ 온열점(溫熱點): **꼬리뼈와 복 사이의 중간 지점**

- 효능: 말초 혈액순환 촉진, 체온 상승
- 활용: 손발 저림, 각질, 습진 완화 등에 활용 피부 미용에
  특효 혈자리

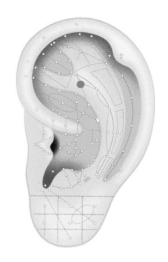

⑪ 유선(乳腺) 1, 2: **등뼈 안쪽 흉과의 중간 지점& 대칭점**

- 효능: 유방 질환 예방
- 활용: 유즙 분비 조절, 유방 이상 발견에 활용

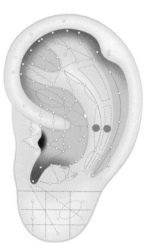

⑫ 견배(肩背): **목뼈 바깥쪽의 전체 구역**

- 효능: 경추병과 목 어깨 종합증
- 활용: 목과 어깨 부위의 근육 뭉침, 염증 등에 활용

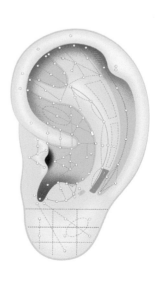

⑬ 흉배(胸背): **등뼈 바깥쪽의 전체 구역**

- 효능: 대상포진, 담결림에 효과적
- 활용: 등과 옆구리 부위 질환에 활용

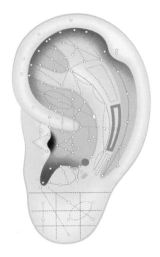

⑭ 요배(腰背): **허리뼈와 엉덩이뼈 바깥쪽 전체 구역**

- 효능: 허리 근육통, 허리살 빼는데 효과적
- 활용: 허리 근육 손상 개선에 활용

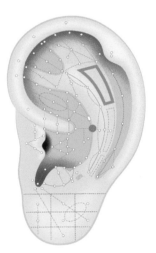

4. 이혈테라피 활용 시 주의사항

- 청결 유지: 자극 전후로 귀를 소독하여 감염을 예방합니다.
- 상처 및 염증 부위 피하기: 염증이나 상처가 있는 부위는 자극하지 않아야 합니다.
- 부드러운 자극: 지압은 부드럽게 눌러야 하며 비비는 방식은 피합니다.
- 적절한 주기: 한 번의 자극은 3일 정도 유지하며 과도한 자극은 피해야 합니다.

5. 활용 사례

① 척추 관련 사례

- 목 디스크 완화: 대이륜의 목뼈 혈자리를 자극해 목 통증과 손발 저림 증상 완화.
- 허리 통증 예방: 허리뼈 혈자리 자극으로 직장인의 장시간 앉아 있는 자세로 인한 허리 통증 해소.

② 전신 건강 사례

- 갱년기 증상 완화: 갑상선 혈자리를 활용해 열감과 피로 완화.
- 소화 및 배설 개선: 복부 혈자리 자극으로 생리통과 배변 불편 해소.

대이륜은 귀의 핵심 부위로, 척추 건강 및 전신 질환 관리에 중요한 역할을 합니다. 이혈테라피를 통해 대이륜의 혈자리를 적절히 활용하면, 척추 질환의 예방과 개선뿐 아니라 호르몬 균형, 소화 및 배설 기능 강화, 여성 건강 관리에도 큰 도움을 줄 수 있습니다. 이 강을 통해 대이륜의 구조와 혈자리를 체계적으로 익히고 실생활에서 건강한 변화를 만들어 보세요.

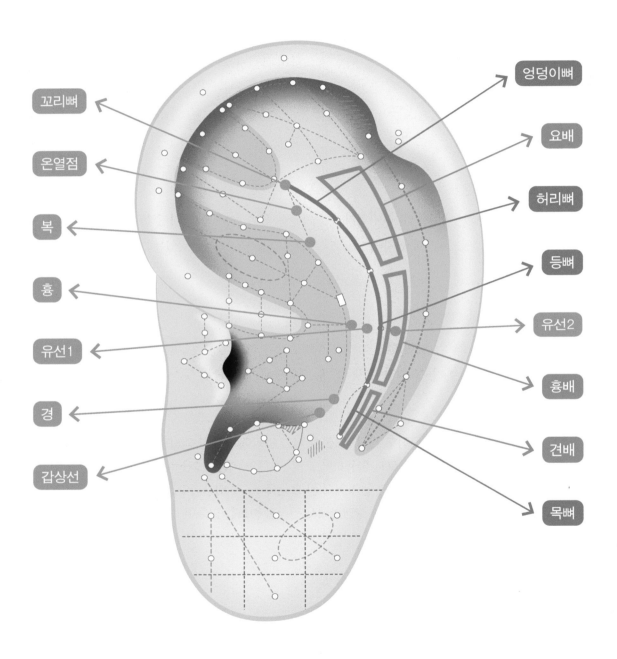

꼬리뼈

온열점

복

흉

유선1

경

갑상선

엉덩이뼈

요배

허리뼈

등뼈

유선2

흉배

견배

목뼈

6강. 대이륜 상각과 하각의 이해와 활용

대이륜(對耳輪)은 귀의 중요한 돌출 부위 중 하나이며, 특히 상각(上脚)과 하각(下脚)은 신체의 하지(하체)와 둔부를 반영하는 영역입니다. 이 부위는 신경계, 순환계, 근골격계 질환을 개선하는 데 중요한 역할을 합니다. 대이륜은 상각(上脚)과 하각(下脚)으로 나뉘며, 각각 무릎, 발목, 허벅지, 엉덩이 등 하체 부위의 통증과 기능 장애를 관리하고 회복하는 데 사용됩니다.

1. 대이륜 상·하각의 개념과 구조

- 상각(上脚): 대이륜의 위쪽 가지 부위로, 무릎, 발목 등 하지 부위를 상징하며 하지와 관련된 혈자리를 포함합니다. 삼각와 코너점 골반강을 잡고, 수평선 상 이주 경계처 무릎에 한 점, 상각의 가장 위, 좌우 경계처인 발가락과 발뒤꿈치를 잡은 후 상각 가장 중앙점 한 점 무릎 관절을 잡으면 가상의 역 Z선이 완성된다.
- 하각(下脚): 대이륜의 아래쪽 가지 부위로, 둔부와 골반 부위를 상징하며 골반과 관련된 혈자리가 위치합니다.

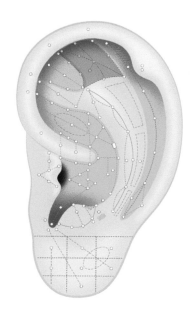
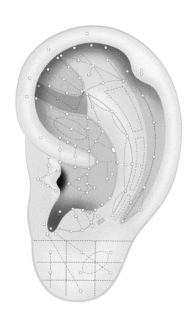

2. 대이륜 상각의 주요 혈자리와 활용

① 발가락 혈: 대이륜 상각의 바깥쪽 끝 지점

- 효능: 동상, 통풍, 무좀 등 혈액순환 장애 개선
- 활용: 발가락 혈액순환 장애에도 활용

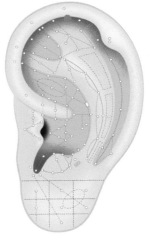

② 발뒤꿈치 혈: 대이륜 상각의 안쪽 끝 지점

- 효능: 발뒤꿈치 무겁거나 갈라짐이나 족저근막염에 효과적
- 활용: 발목 염좌, 신장 기능 저하로 인한 발뒤꿈치 통증 완화에 활용

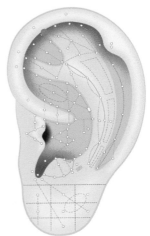

③ 발바닥 혈: 발가락과 발뒤꿈치의 중간 지점, 용천혈

- 효능: 혈액순환 촉진, 피로 회복, 면역력 강화, 신장 기능 강화, 두통 및 스트레스 완화
- 활용: 발 마사지를 통해 전신 건강 증진, 스트레스 해소 및 숙면 유도, 혈액순환 장애 개선, 신장 기능 강화 및 독소 배출 촉진에 활용

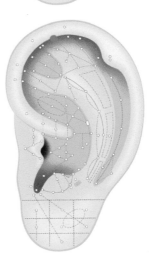

④ 발목 혈: **발뒤꿈치와 무릎관절의 중간 지점**

- 효능: 발목 삠, 발목 통증에 효과적
- 활용: 발목관절의 이상 발견 및 개선에 활용

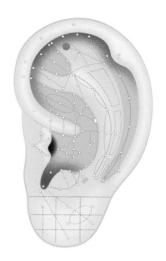

⑤ 무릎관절 혈: **발뒤꿈치와 무릎 혈의 중간 지점**

- 효능: 퇴행성 및 류마티스성 무릎관절염에 효과적
- 활용: 관절 운동 개선, 무릎 염증 완화에 활용

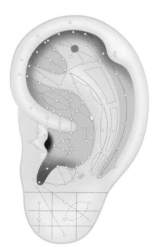

⑥ 무릎 혈: **무릎관절을 중심으로 발뒤꿈치와 대칭되는 점으로 상각의 바깥쪽 경계선 부위**

- 효능: 퇴행성 및 류마티스성 무릎관절염
- 활용: 무릎관절과 함께 활용

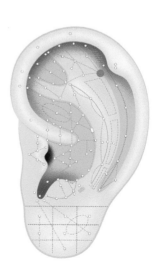

⑦ 종아리 혈: 발가락과 무릎 혈의 중간 지점

- 효능: 다리 경련, 종아리와 하지 피로 회복
- 활용: 좌골신경통, 하지정맥류 치유에 활용

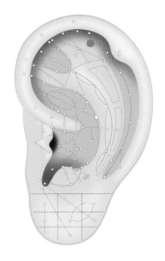

⑧ 엉덩이관절 혈: 무릎 혈과 골반강의 중간 지점

- 효능: 허벅지 근육통, 골반염
- 활용: 엉덩관절염, 골반 부위 염증 치유, 좌골신경통 완화 등에 활용

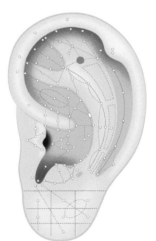

⑨ 오금 혈: 발목과 무릎관절의 90° 대칭 지점

- 효능: 허벅지 근육통, 좌골신경통 완화
- 활용: 오금 통증에 활용

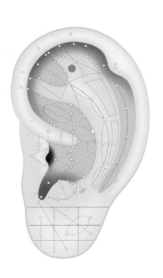

3. 대이륜 하각의 주요 혈자리와 활용

① 좌골신경 혈: 대이륜 하각 중앙부, 선 상으로 반응

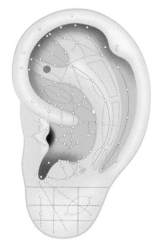

- 효능: 허벅지 통증, 좌골신경통 완화
- 활용: 다리의 감각 조절, 운동 기능 개선 등에 활용

② 자율신경 혈: 대이륜 하각 안쪽 삼각와 경계처 지점

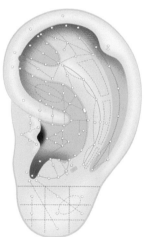

- 효능: 내장의 통증 완화, 자율신경 균형 조절
- 활용: 순환, 대사, 체온 조절, 소화 문제 해결에 활용

③ 엉덩이 혈: 좌골신경 중심으로 자율신경과 사선 대칭 되는 지점

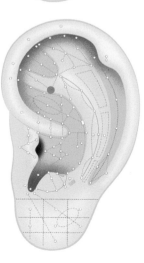

- 효능: 엉덩이 부위 통증 완화, 둔부 근육 강화
- 활용: 좌골신경통, 자세 개선, 골반 정렬에 활용

4. 대이륜 상각과 하각의 통합적 활용

① 하지와 둔부 질환 관리
- 무릎과 발목: 대이륜 상각의 무릎관절 혈과 발목 혈을 자극해 관절염과 염좌를 치료할 수 있습니다.
- 퇴행성 무릎관절염: 상각의 무릎관절 혈을 자극해 통증과 염증 완화합니다.
- 발가락과 발바닥: 발가락 혈과 발뒤꿈치 혈 모두 혈액순환 장애 및 족저근막염 개선에 효과적입니다.

② 신경계와 자율신경 조절
- 좌골신경통: 하각의 좌골신경 혈은 좌골신경통 완화와 함께 하지의 감각 및 운동 기능을 향상시킵니다.
- 자율신경 균형: 자율신경 혈은 내장 기능과 신경계를 조율하며, 소화 문제 개선하고 체온과 대사를 정상화합니다.

③ 혈액순환 개선
- 하지정맥류: 종아리 혈은 하지정맥류 완화 및 다리 피로를 줄이고, 다리의 혈액순환을 촉진합니다.
- 다리 경련 완화: 경련으로 인한 통증은 대이륜 상각의 종아리 혈 자극으로 줄일 수 있습니다.

5. 기대 효과

- 통증 경감 및 운동 능력 향상.
- 하지 및 둔부의 혈액순환 개선.
- 하지 및 둔부 관련 질환 예방과 치유.
- 전반적인 생활의 질 향상.

대이륜 상각과 하각의 혈자리는 무릎, 발목, 엉덩이 등 하지와 둔부 관련 질환을 예방하고 개선하며, 전신의 혈액순환과 신경계를 강화하는 데 효과적입니다. 이 강에서는 이러한 혈자리의 위치와 기능을 체계적으로 설명하여 학습자가 쉽게 활용할 수 있도록 구성되었습니다. 꾸준히 실천하며 하체 건강을 관리하고 더 나은 삶의 질을 누리세요.

대이륜 하각 - 하지 신경

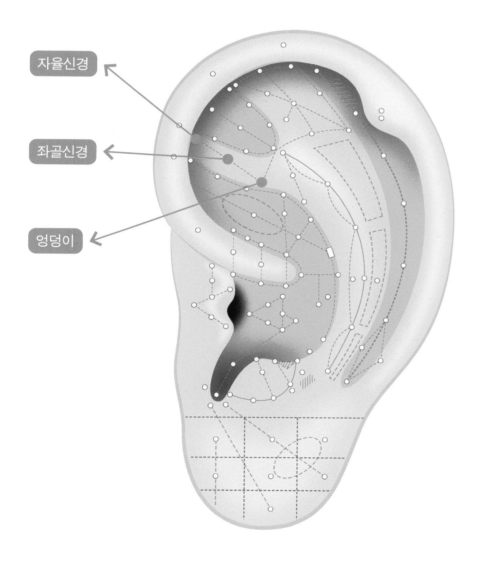

자율신경

좌골신경

엉덩이

대이륜 상각& 하각 - 하지

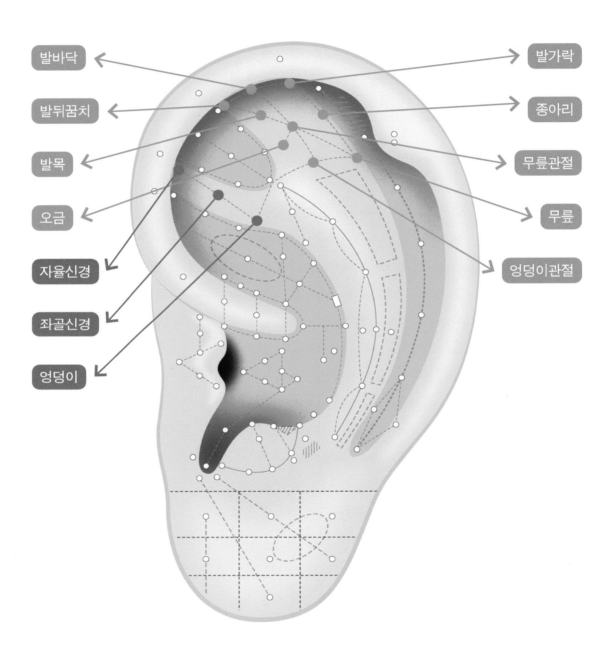

발바닥

발뒤꿈치

발목

오금

자율신경

좌골신경

엉덩이

발가락

종아리

무릎관절

무릎

엉덩이관절

7강. 이갑강의 중요 혈점과 효과

이갑강(耳甲腔)은 귀의 함몰 부위 세 곳 중에 가장 아래의 큰 구역으로, 심장, 폐, 기관지와 같은 주요 장기와 직접 연결된 혈점들이 밀집된 중요한 부위입니다. 목구멍에서 위의 분문 또는 횡격막까지 포함합니다. 이갑강은 '상초'라고 명칭하며, 이곳에 위치한 혈점을 자극하면 호흡기관이 있는 흉부의 다양한 질병을 예방하고 건강을 증진할 수 있습니다. 이 강에서는 이갑강의 주요 혈점, 관련 효과 및 실생활 활용 방법을 체계적으로 설명합니다.

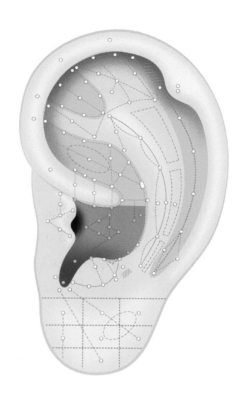

1. 이갑강의 주요 혈점과 효과

① 심장 부위: 이갑강 부위의 가장 깊은 곳

- 효능: 심혈관 질환(부정맥, 협심증, 고혈압), 수면장애 완화
- 활용: 만성 피로 개선, 긴급 상황에서 부정맥 완화, 스트레스로 인한 긴장 해소 및 심장 기능 개선에 활용

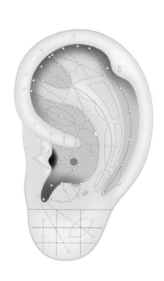

② 폐 부위: 심장 기준 이륜각과 수직되는 선 설정 후 중간 지점이 상폐, 대칭되는 지점이 하폐

- 효능: 폐렴, 천식, 기관지염 등 호흡기 질환 관리
- 활용: 폐 기능 강화, 감기 및 독감 예방, 면역력 강화 및 흡연으로 손상된 폐 회복에 활용

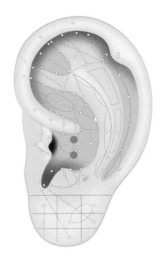

③ 기관 및 기관지 부위: 상폐와 하폐에서 귓구멍 가장 가까운 지점, 기관지는 폐와 기관의 중간지점

- 효능: 감기, 기침, 가래, 천식, 목 간지러움 완화
- 활용: 만성 기침 완화, 계절성 알레르기 예방, 기도의 염증 감소 및 천식 증상 완화에 활용

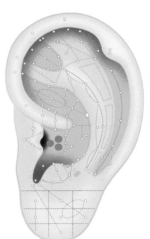

④ 결핵 혈: 심장과 하폐의 바깥 이등변 지점

- 효능: 폐 건강 증진, 면역력 강화, 호흡기 기능 개선, 결핵 예방 및 조기 발견
- 활용: 결핵의 증세를 확인하는 데 활용

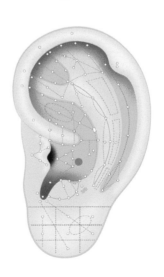

⑤ 비장 혈: 위혈의 수평선 중간에서 수직으로 그은 선의 중간 지점

- 효능: 영양소 흡수, 혈액과 살을 주관
- 활용: 인체의 가장 큰 임파기관으로 면역력에 활용

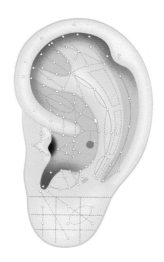

⑥ 혈액점: 비장 찾는 구역의 중간 지점

- 효능: 빈혈, 백혈병 관련
- 활용: 혈액에 관계되는 모든 병 개선에 활용

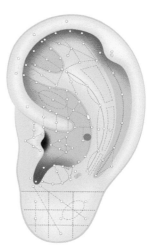

⑦ 내분비 혈: 이병과 대이병 사이 구간으로 이갑강의 가장 아래 지점

- 효능: 내분비 균형 조절, 호르몬 분비 활성화, 신진대사 촉진, 생리불순 완화, 피로 회복
- 활용: 인체의 내분비 호르몬 조절에 활용

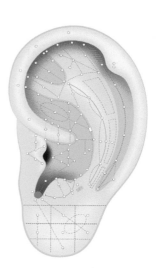

⑧ 삼초 혈: 하폐와 내분비의 중간 지점

- 효능: 오장육부의 하나로 무형의 장기, 기운 저하, 이름 모를 병
- 활용: 상초, 중초, 하초를 통틀어 삼초라 명명, 호흡, 소화, 배설을 주관하는 데 활용

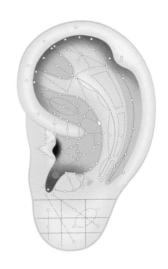

2. 이갑강과 관련된 건강 관리

① 심장과 순환계 관리

- 효과: 혈액순환 개선 및 혈압 안정화, 심혈관 질환 예방 및 스트레스로 인한 긴장 완화.
- 활용 사례: 만성 피로 및 부정맥 증상 완화, 협심증, 고혈압 등 심장 건강 유지 및 심장병 예방에도 효과적.

② 폐와 호흡기 관리

- 효과: 기관지염, 감기, 독감 등의 호흡기 증상 완화, 흡연으로 인한 폐 손상 회복. 기침, 목 간지러움, 천식 증상 완화에 효과적이며, 기도의 염증을 줄이는 데 도움, 폐 기능을 강화하여 호흡을 보다 원활하게 하는 데 효과적.
- 활용 사례: 천식 환자의 숨 가쁨 증상 완화, 겨울철 감기 예방 및 면역력 증진.

③ 내분비계와 면역력 강화: 이갑강 아래쪽 부위는 호르몬 분비를 조절하는 데 중요한 역할

- 효과: 호르몬 분비 조절, 비만, 당뇨병, 갑상선 문제 개선, 감염 질환 저항력 강화.
- 활용 사례: 비만 및 대사 질환 개선, 면역력 강화로 계절성 질병 예방.

3. 이혈 치유의 장점과 주의사항

이혈 치유의 장점

① 비침습적: 주사나 수술 없이 안전하게 시행 가능.

② 빠른 효과: 적절한 자극 시 즉각적인 증상 완화 가능, 응급 상황에서도 유용.

③ 예방적 건강 관리: 특정 질환 예방 및 전반적인 건강 상태 개선.

주의사항

① 정확한 자극: 혈점 위치와 자극 방법을 정확히 숙지해야 합니다.

② 전문가 상담: 만성 질환이나 심각한 질환은 전문가와 상담 후 시행.

③ 위생 관리: 자극 부위를 항상 청결하게 유지해야 합니다.

자극 시 주의사항

① 적절한 강도: 지나치게 강한 자극은 피하고, 부드럽게 자극합니다.

② 청결 유지: 자극 부위를 위생적으로 관리, 자극 전후 손과 귀를 깨끗이 소독합니다.

③ 염증 부위 피하기: 염증이나 통증이 있는 부위는 자극하지 않습니다.

이갑강(耳甲腔)은 심장, 폐, 기관지 등 주요 장기와 직접 연결된 부위로, 이를 자극하면 다양한 건강 문제를 예방하고 개선할 수 있습니다. 이혈테라피는 비침습적이며 간단하게 실천할 수 있는 방법으로, 누구나 쉽게 적용 가능합니다.

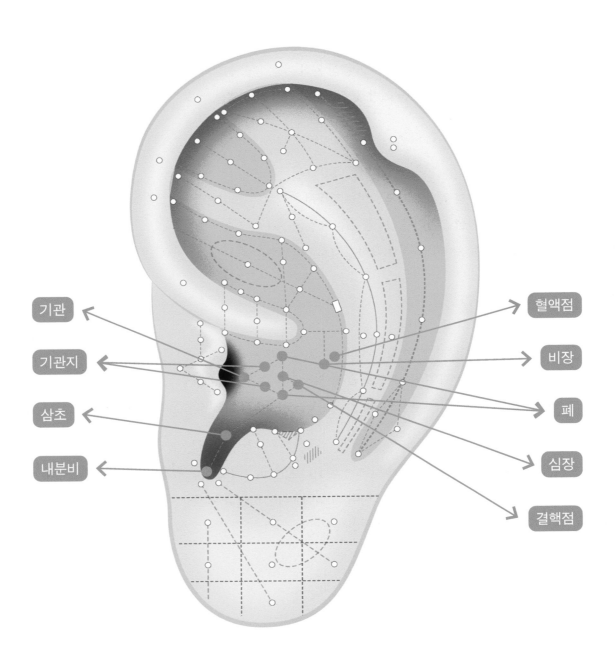

기관

기관지

삼초

내분비

혈액점

비장

폐

심장

결핵점

8강. 이갑정의 이해와 활용

이갑정(耳甲艇)은 귀의 함몰된 부위 중 하나로, 복부와 소화기관, 대사 작용 및 배뇨기 계통의 건강 상태를 반영합니다. 인체의 중초(中焦)에 해당하는 이갑정은 신장, 방광, 간, 췌장 등 주요 내장 기관과 연결되어 있어 소화기 및 배뇨기 질환, 대사 문제 해결에 유용합니다.

1. 이갑정의 개념과 구조

이갑정은 귀의 함몰된 세 곳 중 가운데 구역으로, 복부와 연관된 혈자리가 집중된 중초 부위입니다. 위의 분문(횡격막)에서 배꼽까지를 포함합니다.

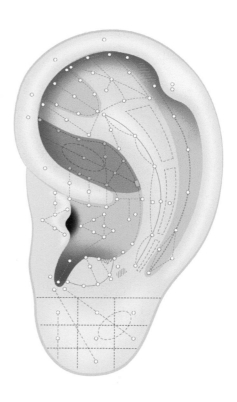

- 위치: 대이륜 Y라인의 안쪽 허리 꺾이는 지점에 한 점 신혈을 잡는다. 신혈에서 연골을 따라 얼굴쪽 상방에 멈추는 한 점이 전립선입니다. 신과 전립선 사이를 3등분 하여 두 점이 수뇨관과 방광입니다.
- 복부와 소화기관: 간, 신장, 방광 등 주요 내장 기관과 밀접한 연관이 있습니다.
- 배뇨 및 대사 조절: 신장과 방광, 수뇨관의 기능을 관리하여 체내 노폐물 배출을 원활히 돕습니다.

2. 해부학적 특징, 주요 혈자리와 기능

① 정중(艇中): **이갑정의 중앙부로, 복부의 중심점인 배꼽에 해당**
- 효능: 복부 통증 완화, 급체 해소, 생리통 경감
- 활용: 소화기 계통의 긴장을 줄이고 배꼽 주변 통증을 개선하는 데 활용

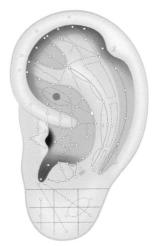

② 간(肝): **정중에서 우측으로 이어지는 수평선의 끝, 벽 부위**
- 효능: 간 기능 활성화, 피로 회복, 간염 완화.
- 활용: 간경화, 알코올로 인한 손상 개선, 신진대사 촉진에 활용

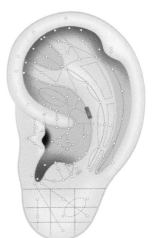

③ 신장(腎臟): **이갑정 바닥, 대이륜과 대이륜 하각이 만나는 각진 부분**
- 효능: 급성 신염 완화, 소변 배출 조절, 당뇨 개선
- 활용: 골다공증, 내이 질환 개선, 신장 관련 질환 개선에 활용

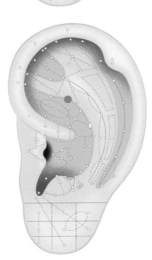

④ **전립선**: 대이륜 하각 끝부분 아래 삼각진 구석 지점

- 효능: 전립선염, 전립선 비대증
- 활용: 전립선 이상을 확인하고 조절하는 데 활용

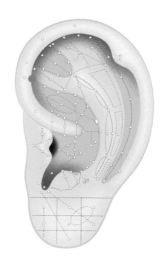

⑤ **수뇨관**(輸尿管): **신장과 방광 사이 1/3 지점**

- 효능: 요로 결석 예방, 배뇨 문제
- 활용: 신장에서 방광으로 연결된 요로의 이상 상태 개선에 활용

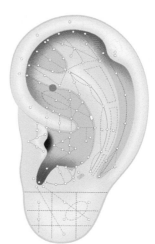

⑥ **방광**(膀胱): **수뇨관과 전립선 중간 지점**

- 효능: 방광염 완화, 요실금 및 요통 완화
- 활용: 배뇨와 관련된 불편 증상 개선에 활용

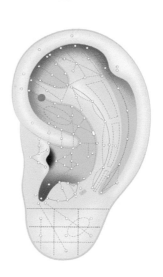

⑦ 쓸개 또는 췌장: **간과 신장 혈 사이 가운데 지점**
오른쪽엔 쓸개(담), 왼쪽엔 췌장(이자) 혈이 있다.

- 효능: 담석증, 당뇨병, 소화불량
- 활용: 췌장과 쓸개의 이상 유무를 확인하고 개선하는 데 활용

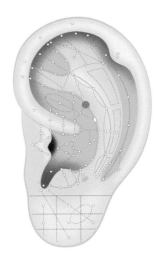

⑧ 담관 또는 이선: **췌장, 쓸개와 십이지장까지 연결선의 1/2 지점**

- 효능: 담석증. 당뇨, 소화불량에 효과적
- 활용: 담즙 분비, 담도 질환이나 췌액 분비, 당뇨 질환에 활용

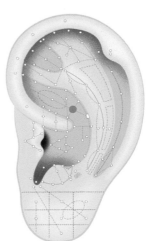

⑨ 복수점: **신장과 십이지장 사이 1/3 지점**

- 효능: 부종에 효과적
- 활용: 술, 약물 해독에 활용

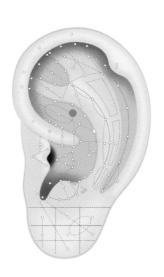

⑩ **복창구: 정중 혈을 중심으로 한 타원 구역**

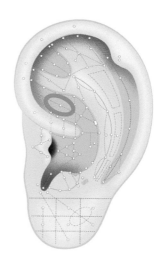

- 효능: 복부 가스, 소화불량에 효과적
- 활용: 배에 가스가 차거나 소화불량으로 인해 배가 부푼
  듯한 느낌이 드는 증상을 확인하고 개선하는 데 활용

3. 이갑정의 통합적 활용&기대 효과

① 급성 복통 완화: 정중 혈자리를 자극하여 복부 통증과 급체를 빠르게 완화.

② 간 기능 저하 개선: 간 혈자리를 활용해 피로 회복 및 간질환 증상 개선.

③ 요실금 문제 해결: 방광 혈을 자극하여 배뇨 기능을 회복하고 요실금 증상을 완화.

④ 소화기 건강 증진: 복부 팽창 해소, 소화불량 개선.

⑤ 배뇨 문제 완화: 요실금, 배뇨장애, 방광염 개선.

⑥ 대사 문제 개선: 간과 췌장 기능 활성화로 신진대사 촉진.

⑦ 삶의 질 향상: 복부 불편감 해소와 체력 회복.

> 이갑정은 귀의 함몰 부위 중에서도 복부와 주요 내장 기관의 건강을 반영하고 관리하는 중요한
> 부위입니다. 정중, 간, 신장, 수뇨관, 방광 등 주요 혈자리의 위치와 기능을 활용하면 소화기와 배
> 뇨기 건강을 효과적으로 증진하고 대사 문제를 해결할 수 있습니다. 본 강을 통해 이갑정의 체계
> 적인 활용법을 익혀, 건강한 삶을 만들어가세요.

이갑정 부위 - 복부

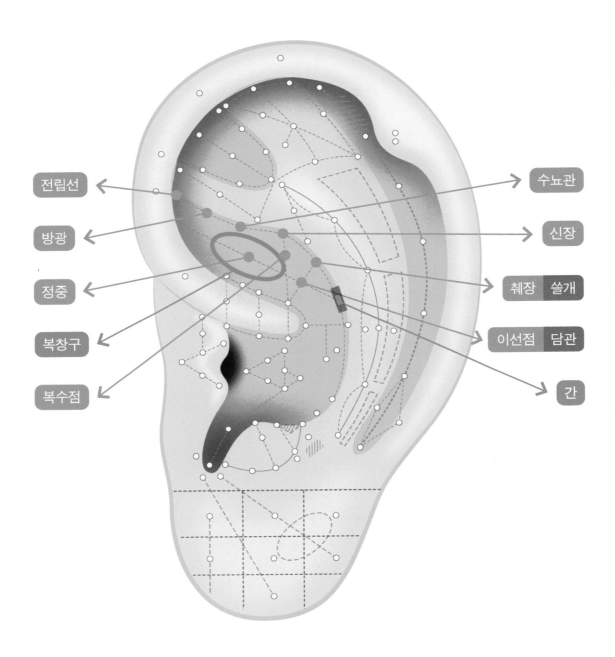

전립선

방광

정중

복창구

복수점

수뇨관

신장

췌장　쓸개

이선점　담관

간

9강. 삼각와와 생식기 건강의 비밀

이 강은 귀의 삼각와(三角窩)를 중심으로, 생식기 및 배설 기관 건강을 관리하는 방법을 체계적으로 설명합니다. 귀는 신체의 축소판으로, 삼각와 부위를 자극하면 생식기와 하초(下焦)의 건강을 효과적으로 증진할 수 있습니다.

1. 삼각와의 정의와 위치

삼각와는 귀의 세 개 주요 함몰 부위 중 가장 위쪽에 위치하며, 삼각형 모양을 띤 구조입니다. 이 부위는 신체의 하초와 연결되어 있으며, 배설 기관과 생식기와 연결된 부위로, 노폐물 배출 및 생식 건강에 밀접한 관련이 있습니다.

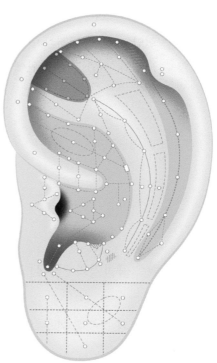

- 위치: 대이륜 상각과 하각이 분리되는 내측에 한 점 (골반강)을 잡고, 대이륜 상각과 만나는 코너점(고혈압)을 잡은 후, 골반강과 고혈압을 3등분하여 두 점 간염점과 신문을 잡는다.

하초(下焦)의 역할

하초는 배꼽 아래에서 외생식기와 항문까지의 부위를 포함하며, 체내 노폐물을 대변, 소변, 생리 등을 통해 배출하는 중요한 역할을 합니다. 이 과정에서 하초는 신체의 건강을 유지하는 데 핵심적인 기능을 담당합니다.

2. 삼각와의 주요 혈자리와 효능

① 골반강: **대이륜 상각과 하각이 분리되는 내측 지점**

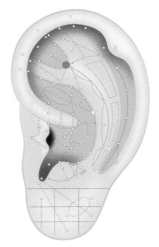

- 효능: 골반염, 생리통, 생리불순에 효과적
- 활용: 골반의 문제 개선, 여성의 생리불순, 남성의 전립선 등에 활용

② 고혈압(高血壓): **삼각와 내의 가장 상단 모서리 지점**

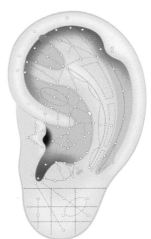

- 효능: 혈압 조절, 동맥경화 완화
- 활용: 고혈압, 혈관 관련 질환에 활용

③ 신문(神門): **골반강과 간염점의 중간**

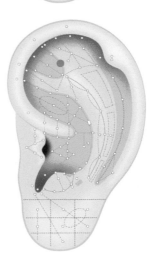

- 효능: 신경 안정, 통증 개선, 신경계통의 대표혈
- 활용: 염증과 통증을 개선하고 마음을 안정시켜 주는 혈자리로 활용

④ 간염점(肝炎點): 골반강과 고혈압점의 1/3 지점

- 효능: 간 염증 완화, 만성 피로 회복에 효과적
- 활용: 간 기능 저하, 간염 등에 활용, 간염의 경우 심한 통증을 느낌

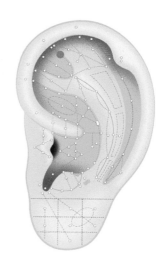

⑤ 내생식기: 삼각와 부위 중 가장 깊숙한 지점

- 효능: 생리 유무, 생리불순, 자궁내막증, 불임, 자궁출혈 등에 효과적
- 활용: 여성의 생리와 밀접한 관계, 각종 내생식기 질환에 활용

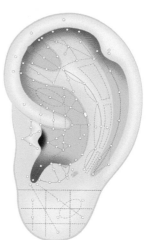

⑥ 자궁: 골반강과 내생식기 중간 지점

- 효능: 인체의 자궁 입구에 해당, 냉대하, 생리통에 효과적
- 활용: 자궁 주변의 염증 및 암증 발견 및 냉증, 대하증과 생리통에 활용, 남성은 전립선 질환에 활용

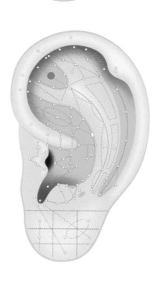

⑦ 변비점(便秘點): **자율신경과 좌골신경의 이등변 지점**

- 효능: 변비 완화, 만성 변비에 효과적
- 활용: 배설 기능 증진에 활용

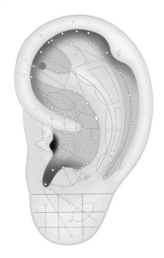

⑧ 고관절(股關節): **좌골신경과 엉덩이의 이등변 지점**

- 효능: 고관절 통증 완화, 서혜부 이상 개선에 효과적
- 활용: 고관절 통증, 가래톳 등 서혜부 주위 이상 시 증상 개선에 활용

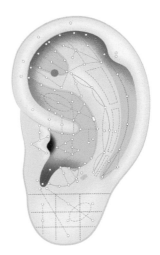

3. 삼각와 자극의 주요 효능

① 생식기 건강 증진: 자궁과 전립선 건강 개선, 생리통 완화 및 생식 기능 강화.
② 호르몬 균형 조절: 생리불순 및 갱년기 증상 완화, 내분비계 조화 유지.
③ 배설 기능 개선: 변비 및 배뇨 장애 완화, 방광염 및 요실금 증상 개선.
④ 혈압 조절: 고혈압 예방 및 혈관 건강 유지, 동맥경화 개선.
⑤ 간 건강 증진: 간 기능 활성화 및 해독 기능 촉진, 만성 피로 완화.

4. 생활 속에서 삼각와 활용하기

① 고혈압점은 어떤 경우에 활용하나요?

　혈압 조절과 동맥경화 예방을 위해 사용됩니다.

② 생리통에 효과적인 혈자리는 어디인가요?

　골반강과 내생식기 혈자리가 생리통 완화에 효과적입니다.

③ 간 건강 증진에 어떤 혈자리가 좋나요?

　간염점과 신문 혈자리가 간 기능 개선에 효과적입니다.

④ 변비에 효과적인 혈자리는 어디인가요?

　변비점 자극으로 배설 기능 촉진하는 데 효과적입니다.

⑤ 삼각와 자극 시 필요한 기구는 무엇인가요?

　손가락이나 간단한 지압 도구를 사용하면 충분합니다.

> 삼각와는 생식기와 배설 기관 건강을 반영하는 중요한 부위로, 이 부위를 올바르게 자극하면 생리통, 변비, 배뇨 장애, 고혈압, 간 기능 저하 등의 문제를 효과적으로 완화할 수 있습니다. 삼각와 자극은 간단하면서도 효과적인 자연 치유 방법으로, 누구나 실천할 수 있습니다.

삼각와 부위 - 생식기

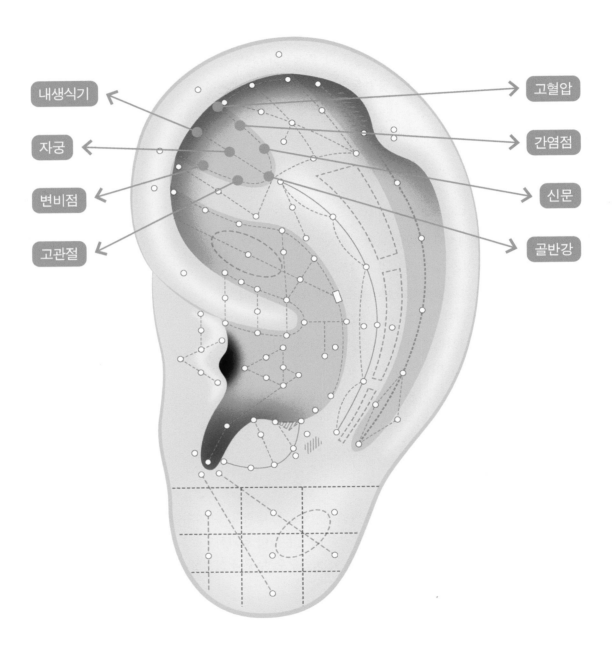

내생식기

자궁

변비점

고관절

고혈압

간염점

신문

골반강

10강. 이주의 이해와 활용

이주(耳舟)는 귀의 이륜과 대이륜 사이에 위치한 함몰 부위로, 인체 상지(上肢)와 관련된 중요한 부위입니다. 이 부위는 손가락과 손목, 팔과 어깨, 쇄골에 이르는 상지의 건강 상태를 반영하며, 관절염, 오십견, 주부습진 등 다양한 상지 질환을 개선하는 데 효과적으로 활용됩니다. 본 강은 이주의 해부학적 위치와 주요 혈자리, 그리고 이를 활용한 건강 관리 방법을 체계적으로 설명합니다.

1. 이주의 개념과 구조

이주는 귀의 돌출된 연골과 함몰된 연골 사이에 위치하며, 상지(팔과 어깨)의 건강 상태를 진단하고 관리하는 데 유용한 혈자리를 포함합니다.

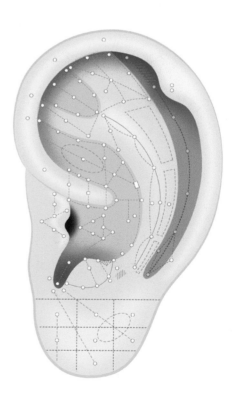

- 위치: 대이륜 상각 발가락 바로 옆 이주 위 끝부분에 한 점을 잡고, 이주 아래 끝부분 쇄골을 정한 뒤 시작점과 끝점을 5등분하여 6개의 혈자리를 잡는다.
- 주요 역할: 관절, 신경, 피부 문제를 해결하고 상지 통증과 염증, 아토피 증상을 완화합니다.

2. 이주의 주요 혈자리와 활용

① 손가락 혈: 이주의 위쪽 끝부분

- 효능: 주부습진, 손가락 관절염, 염좌 완화
- 활용: 손가락 통증과 염증 개선에 활용

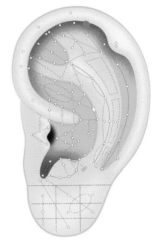

② 손목 혈: 이주 위쪽 1/5 지점.

- 효능: 손목 염좌, 관절염 개선
- 활용: 손목 통증 완화 및 기능 회복에 활용

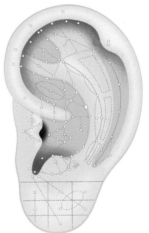

③ 팔꿈치 혈: 이주 위쪽 2/5 지점

- 효능: 테니스 엘보, 팔꿈치 관절 질환 개선
- 활용: 팔꿈치 염증 및 통증 완화에 활용

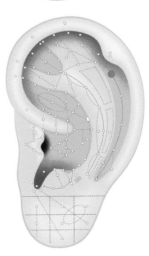

④ 어깨 혈: 이주 위쪽 3/5 지점

- 효능: 오십견, 견비통, 자세 이상 통증
- 활용: 어깨 및 목 부위의 통증 경감에 활용

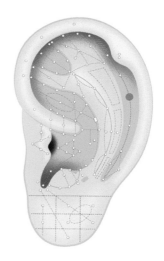

⑤ 어깨 관절 혈: 이주 아래쪽 1/5 지점

- 효능: 오십견, 견비통, 자세 이상 통증
- 활용: 목과 어깨통증 등의 개선에 활용

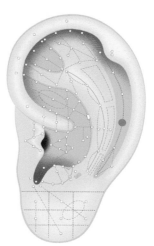

⑥ 쇄골 혈: 이주 아래쪽 시작점

- 효능: 견관절주위염, 쇄골 통증
- 활용: 어깨 부위 질환 및 견관절 통증 개선, 어깨, 어깨관절, 쇄골 3혈을 함께 활용

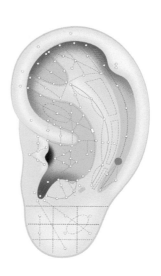

⑦ 이대신경점(耳大神經點): **쇄골점 바로 아래**

- 효능: 상지마비, 어깨관절주위염, 경추질환 완화
- 활용: 신경계와 관련된 상지 질환 종합 관리에 활용

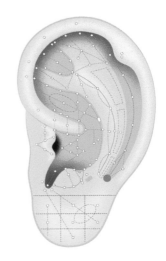

⑧ 과민선: **손가락에서 쇄골로 이어지는 선**

- 효능: 감기, 알레르기성 반응, 아토피 완화
- 활용: 알레르기 분석 및 개선에 활용

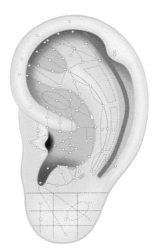

⑨ 과민구: **손가락과 손목 사이 구역**

- 효능: 감기, 알레르기성 반응, 아토피 완화
- 활용: 급성 감염성 질환 및 알레르기 질환 관리에 활용

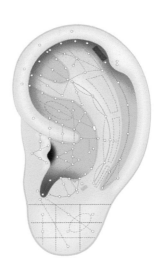

⑩ 액하(腋下) 혈: **어깨관절과 쇄골점 안쪽의 이등분점**

- 효능: 과도한 땀 및 악취 완화
- 활용: 액취증, 땀 냄새 억제 및 개선에 활용

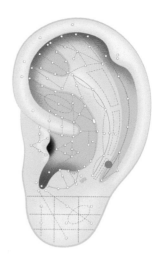

⑪ 신염(腋下) 혈: **어깨관절과 쇄골점 바깥쪽의 이등분점,**
액하와 대칭점

- 효능: 신장의 염증에 효과적
- 활용: 신장의 급성 염증에 활용

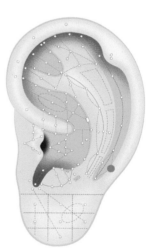

3. 이주의 통합적 활용

① 상지 관절 질환 개선: 손가락, 손목, 팔꿈치, 어깨, 쇄골의 통증 및 염증 완화. 테니스 엘보, 오십견, 손목 염좌 등의 관절 질환 개선.

② 염증 완화와 통증 경감: 이주의 주요 혈자리를 자극해 염증과 통증을 줄이고, 운동 기능을 회복.

③ 피부 문제 해결: 아토피 및 주부습진 완화, 손가락 혈과 과민선을 활용해 피부 염증 완화.

④ 급성 감염 및 알레르기 반응 관리: 과민선과 과민구 자극으로 감기와 알레르기성 질환 증상 완화.

⑤ 신경계 조절: 신경통 및 마비 개선, 이대신경점을 활용해 상지 신경통과 마비 증상을 완화.

⑥ 견비통, 목과 어깨 통증 완화: 어깨 혈과 쇄골 혈 자극으로 어깨 통증 완화.

⑦ 순환과 땀 조절: 땀 분비 및 악취 조절, 액하 혈 자극으로 땀 분비를 조절하고 액취증을 개선.

4. 이주 이혈테라피의 사례와 효과

① 테니스 엘보 완화: 팔꿈치 혈을 자극해 팔꿈치 관절염과 염증을 완화.

② 오십견 증상 개선: 어깨 혈과 쇄골 혈을 활용하여 견비통과 오십견 증상을 경감.

③ 손목 통증 해소: 손목 혈을 자극하여 염좌와 관절염 개선.

④ 알레르기 및 급성 질환 완화: 과민선을 활용해 알레르기 반응과 감염성 질환 완화.

⑤ 상지 건강 개선: 관절 가동 범위 회복 및 운동 능력 증대.

⑥ 염증 및 통증 경감: 상지 전반의 통증과 염증을 줄이고 일상생활의 편의성 향상.

⑦ 피부 질환 완화: 아토피, 주부습진 등 피부 건강 개선.

⑧ 순환 개선 및 악취 억제: 땀 분비를 조절하고 순환을 개선하여 삶의 질 향상.

> 이주는 상지 건강을 관리하는 데 핵심적인 역할을 하는 이혈 부위입니다. 손가락부터 쇄골까지 이어지는 주요 혈자리는 관절, 신경, 피부 문제를 해결하고, 상지의 운동 기능을 회복시키며, 순환을 개선하는 데 효과적입니다. 이 강을 통해 이주의 활용법을 익히고, 건강한 상지와 원활한 신체 활동을 즐기세요.

이주(耳舟) 부위 - 상지

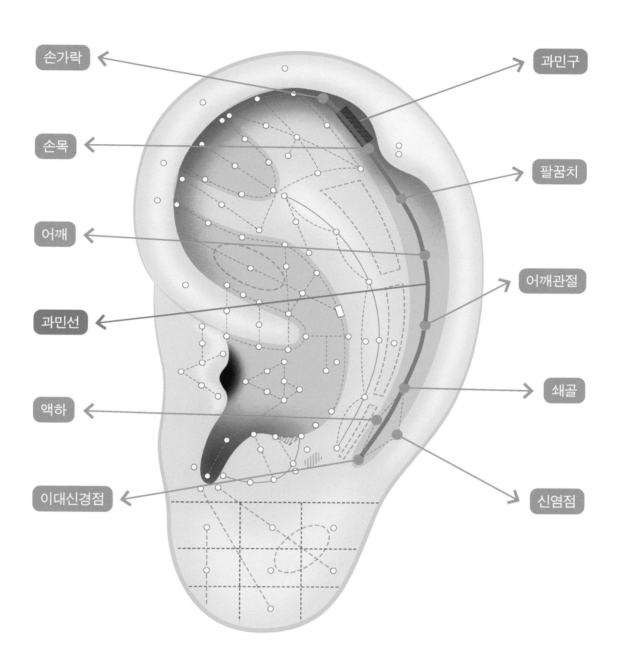

손가락

손목

어깨

과민선

액하

이대신경점

과민구

팔꿈치

어깨관절

쇄골

신염점

11강. 이륜의 이해와 활용

이 강은 귀의 혈자리 중 외곽을 이루는 이륜(耳輪)을 중심으로 소화계와 생식기 건강을 관리하는 방법을 소개합니다.

1. 이륜의 정의와 위치

이륜은 귀의 가장자리를 따라 이어진 부위로써 귓바퀴 전체를 말합니다. 이륜은 신체 각 장기와 대응되는 혈자리를 포함하고 있으며, 색상, 모양, 부드러움의 정도를 통해 건강 상태와 급성 및 만성 질환의 유무를 확인할 수 있는 중요한 부위입니다.

2. 이륜의 주요 기능

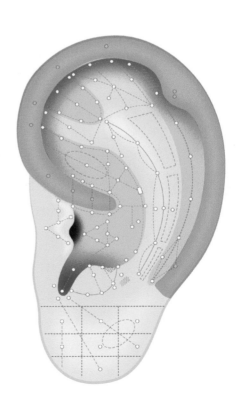

① 소화계와 생식기의 주요 혈자리 분포: 이륜에는 소화계와 생식기 건강과 밀접하게 연결된 혈자리가 분포해 있습니다.

② 급성 질환 및 염증 관리: 이륜의 특정 부위를 자극하면 체내 염증을 완화하고 열을 낮추는 데 효과적입니다.

③ 정신적 안정과 신경 건강 유지: 신경계와 연결된 혈자리를 통해 스트레스를 완화하고 신경계 기능을 향상시킬 수 있습니다.

3. 이륜의 주요 혈자리와 효능

① 이중(耳中): **이륜각 중앙 부위**

- 효능: 소화계 조절, 딸꾹질 완화
- 활용: 흉통, 여드름, 아토피, 소화계통의 마스터혈로 활용

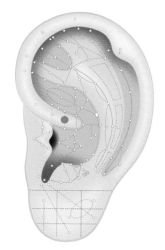

② 횡격막(橫膈膜): **대장과 입의 중간 지점**

- 효능: 딸꾹질, 코피, 아토피성 피부염, 여드름에 효과적
- 활용: 횡격막의 경련 완화와 지혈에 활용

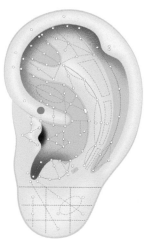

③ 직장(直腸): **대장과 수평으로 만나는 지점**

- 효능: 변비와 설사 완화에 효과적
- 활용: 내치질 발견 및 개선, 직장 질환에 활용

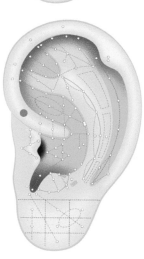

④ 요도(尿道): **전립선과 수평으로 만나는 지점**

- 효능: 음낭염, 성기능 장애, 배뇨 이상, 요실금 개선에 효과적
- 활용: 요도 관련 질환에 활용

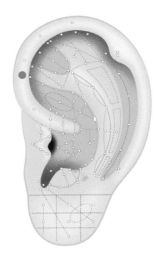

⑤ 외생식기(外生殖器): **자율신경과 수평으로 만나는 지점**

- 효능: 성기능 장애, 외음부 염증, 불감증, 염증 등
- 활용: 외부 생식기와 관련된 모든 질환에 활용

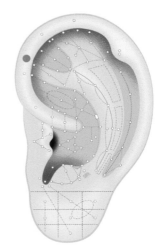

⑥ 항문(肛門): **발뒤꿈치와 고혈압점 사이 중간 지점**

- 효능: 변비, 탈항, 항문 가려움증, 치질 등에 효과적
- 활용: 항문과 관련된 모든 질환에 활용

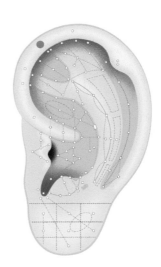

⑦ 이첨(耳尖): **귓바퀴의 가장 위쪽 끝 지점**

- 효능: 열 내림, 염증 완화에 특효
- 활용: 급성 질환, 염증성 질환에 활용

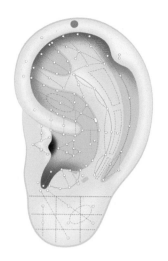

⑧ 간양(肝陽): **이륜 결절 중간 지점**

- 효능: 만성간염, 지방간, 간경화, 소화불량, 눈이 침침할 때 효과적
- 활용: 간의 이상 질환에 활용

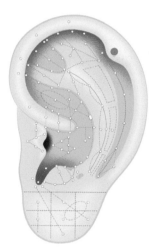

⑨ 침소신경점(枕小神經點): **이륜결절 내측 중앙 지점**

- 효능: 뇌기능 개선, 신경 안정
- 활용: 뇌진탕 후유증, 반신불수, 두부 마비 증상 개선에 활용

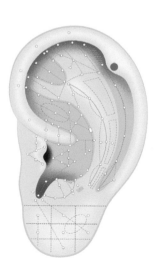

4. 이륜 자극의 주요 효과

① 소화계 건강 증진: 이중과 직장 혈자리 자극으로 변비 및 설사 증상, 치질 등을 완화하며 소화기 질환을 관리합니다. 횡격막과 대장의 자극을 통해 소화 기능을 개선합니다.

② 생식기 및 배설기 건강: 요도와 외생식기 혈자리 자극으로 배뇨 기능회복 및 전립선 질환 완화 등의 성기능을 개선합니다. 전립선 질환 및 요실금 완화에 효과적입니다.

③ 급성 질환 및 염증 관리: 이첨 혈자리 자극으로 열과 염증을 신속히 해소합니다. 간양 혈자리 자극으로 만성 피로, 소화불량 증상 개선 및 간 기능 증진과 해독에 효과적입니다.

④ 심리적 안정과 신경 건강: 침소신경점 자극으로 스트레스를 완화하고 뇌와 신경계 기능을 향상시킵니다.

이륜은 귀의 주요 혈자리 부위로, 소화계와 생식기 건강을 효과적으로 관리할 수 있는 중요한 역할을 합니다. 혈자리를 정확히 이해하고 활용하면 소화기 질환, 배뇨 문제, 급성 염증, 그리고 정신적 스트레스를 효과적으로 관리할 수 있습니다.

이륜부위

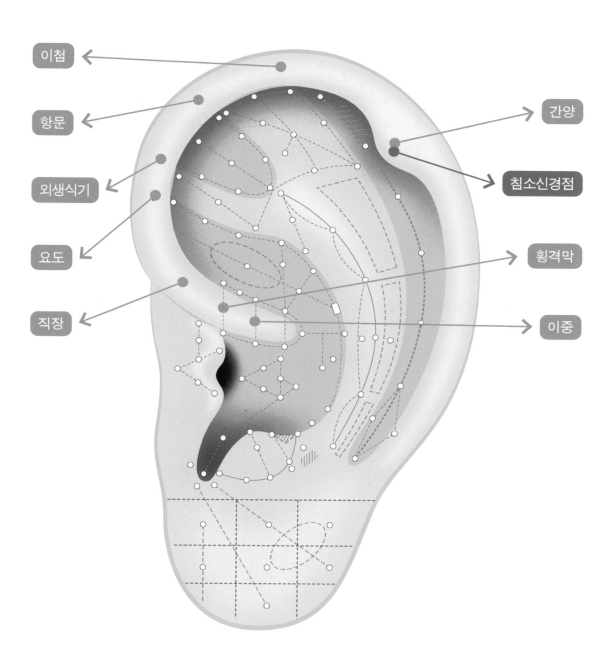

이첨
항문
외생식기
요도
직장

간양
침소신경점
횡격막
이중

12강. 이륜각 주위의 이해와 활용

　이륜각(耳輪脚) 주위는 귀의 이륜 부위 중 하나로, 소화기관과 밀접한 연관이 있는 영역입니다. 이 부위는 입에서 대장까지 이어지는 소화기관의 전반적인 건강 상태를 반영하며, 섭식, 소화, 배설 과정을 조화롭게 유지하는 데 중요한 역할을 합니다. 위염, 식도염, 변비, 설사 등 소화기계 질환을 해결하는 데 효과적인 이륜각 주위의 혈자리는 건강 관리에 필수적인 도구가 될 수 있습니다. 본 강은 이륜각 주위의 해부학적 구조와 혈자리 활용법을 체계적으로 정리해 제공합니다.

1. 이륜각 주위의 개념과 구조

　이륜각 주위는 귀의 이륜 시작점부터 끝점까지의 영역으로, 소화기관의 상태를 진단하고 관리하는 데 사용됩니다.

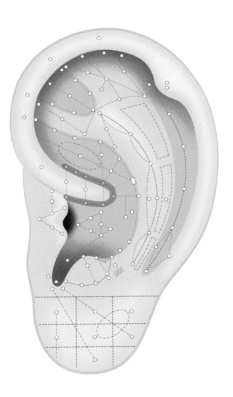

- 위치: 이륜각이 시작되는 한 점과 이륜각의 끝지점 한 점을 취한다. 두 지점을 3등분하여 두 점을 취한다. 이륜각 입구에서부터 취한 3점을 이륜각 능선을 넘어 대응점 3점을 취한다.
- 소화기관 반영: 입에서 대장까지 각 부위를 반영하여 소화와 배설 과정을 지원합니다.
- 주요 기능: 섭식 및 소화기관 관련 질환을 분석하고 치유합니다.

2. 이륜각 주위의 주요 혈자리와 기능 및 활용

① 입: 이륜각의 시작 지점

- 효능: 구내염, 인후염, 피로 회복, 숙면 유도
- 활용: 섭식의 시작점으로 구강 건강과 연관, 입안 상태를 분석하고 개선에 활용

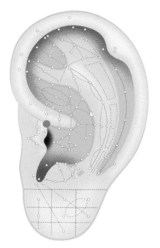

② 위(胃): 이륜각의 끝나는 지점

- 효능: 위염, 소화불량, 위하수 완화, 음식물 혼합과 소화 작용
- 활용: 위장 상태를 분석하고 개선하는 데 활용

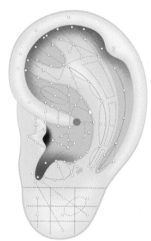

③ 식도: 입과 위의 1/3 지점

- 효능: 음식물의 운송 통로. 역류성 식도염, 구토, 연하곤란
- 활용: 식도 기능을 진단하고 증상을 완화하는 데 활용

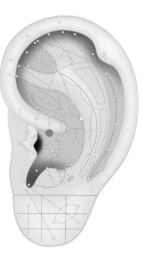

④ 분문(噴門): **식도와 위의 중간 지점**

- 효능: 구토, 입덧, 메슥거림, 멀미 완화
- 활용: 위와 식도의 연결 부위로 소화의 시작점으로 위장 입구의 역류성 문제를 해결하는 데 활용

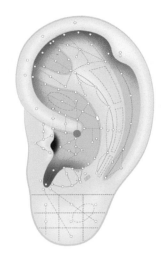

⑤ 십이지장(十二指腸): **분문과 대칭되는 윗 지점**

- 효능: 십이지장 궤양, 염증 개선
- 활용: 소화 효소 분비와 소화 과정을 개선하는 데 활용

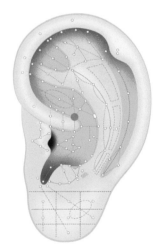

⑥ 소장(小腸): **식도와 대칭되는 윗 지점**

- 효능: 설사, 장염, 흡수 장애 완화
- 활용: 영양분 흡수를 책임지며, 소장의 소화 및 흡수 기능을 증진하는 데 활용

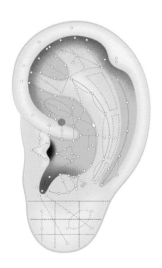

⑦ 대장(大腸): **입과 대칭되는 윗 지점**

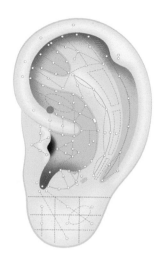

- 효능: 변비, 설사, 과민성 대장 증후군 완화
- 활용: 수분 흡수와 배설 조절, 대장 질환을 진단하고 개
  선하는 데 활용

⑧ 맹장(盲腸): **소장과 대장 사이 지점**

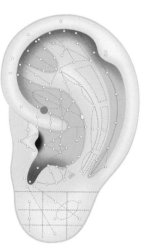

- 효능: 충수돌기염 및 배설 장애 완화
- 활용: 충수돌기 문제를 분석하고 해결하는 데 활용

3. 이륜각 주위의 통합적 활용

① 위염과 식도염 개선: 분문 혈과 식도 혈을 자극하여 역류와 구토 증상을 개선, 염증을 완화.
② 설사 및 변비 치료: 소장 혈과 대장 혈을 자극해 배변 활동을 촉진하며 조절.
③ 소화 과정 개선: 위 혈과 십이지장 혈을 활용해 소화 효율을 증대.
④ 배변 활동 조절: 대장 혈을 자극해 변비와 설사를 예방 및 개선.
⑤ 맹장 염증 완화: 맹장 혈을 활용해 충수돌기염 초기 증상을 완화.
⑥ 십이지장 혈 자극: 소화 효소 분비를 촉진하고 소화 불량을 해소.
⑦ 분문 혈 자극: 위장 입구의 긴장 완화를 통해 소화 작용 지원.

4. 기대 효과

① 소화기 건강 증진: 섭식부터 배설까지의 과정을 조화롭게 유지.
② 배설 문제 완화: 변비와 설사를 효과적으로 조절.
③ 소화 효율 개선: 영양소 흡수율 증가 및 소화 효소 분비 활성화.
④ 소화기계 질환 예방: 장기적인 소화기 건강 유지.

이륜각 주위는 소화기 건강을 관리하는 데 중요한 역할을 합니다. 각 혈자리의 위치와 기능을 정확히 이해하고 이를 활용하면 위염, 식도염, 변비, 설사 등 다양한 소화기계 질환을 효과적으로 관리할 수 있습니다. 본 강을 통해 이륜각 주위의 체계적인 활용법을 익혀 건강한 소화와 배설 과정을 경험해 보세요.

이륜각 주위 - 소화기

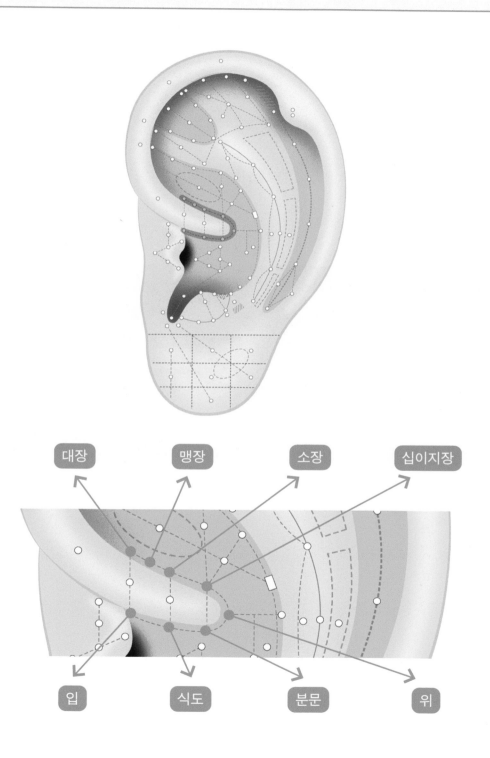

대장　　맹장　　소장　　십이지장

입　　식도　　분문　　위

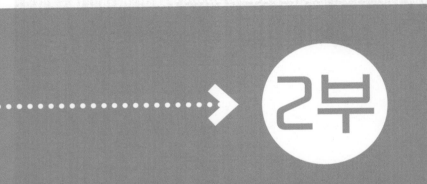

2부

적용 강의

1강. 아름다운 피부와 건강한 턱 관리

이 강에서는 귀를 통한 피부와 턱 관리의 원리와 실천법을 설명하며, 아름다움과 건강을 동시에 추구할 수 있는 실질적인 방법들을 제시합니다. 피부는 신체 건강 상태를 반영하는 중요한 지표이며, 턱은 얼굴과 신체 균형의 중심으로 기능적·미학적 중요성을 갖습니다. 이 강을 통해 피부와 턱 관리를 위한 이혈테라피의 효과적 활용법을 배우게 됩니다.

1. 피부와 건강의 상관관계

피부는 신체의 건강 상태를 반영하는 가장 큰 장기이며, 장기와 경락의 상태를 나타냅니다.
- 건강한 피부의 특징: 피부가 은은한 광택과 탄력을 유지하며 촉촉하고 매끄러운 상태입니다.
- 피부와 귀의 관계: 귀의 혈 자리를 자극하면 전신의 혈액 순환이 개선되어 피부 건강을 증진할 수 있습니다. 예를 들어, 귀 마사지로 신체 기혈 순환을 촉진하면 피부의 산소와 영양 공급이 원활해집니다.

2. 피부색으로 알 수 있는 건강 상태

피부의 색은 장기의 건강 상태를 나타냅니다. 이혈테라피는 이러한 피부색 변화를 개선하여 건강을 회복하는 데 도움을 줍니다.
- 붉은 피부: 심장 기능 과잉 또는 자극적인 음식 섭취로 인해 발생. 심장을 안정시키는 혈 자리 자극과 온화한 식단 권장.
- 노란 피부: 소화기관 문제를 나타냄. 소화가 잘 되는 균형 잡힌 식사를 통해 위장 기능 회복 필요.
- 푸른 피부: 안구 충혈, 오른쪽 옆구리 통증 등 간 건강 이상 신호. 귀의 간 관련 혈 자리 마사지로 간 해독 기능 지원.

- 창백한 피부: 잦은 재채기, 어깨와 등의 통증 등 폐와 관련된 문제. 따뜻한 음식 섭취와 폐 혈자리 마사지 필요.
- 검은 피부: 잦은 설사, 소변 이상, 체온조절 능력 저하 등 신장 기능 이상 신호. 신장과 연관된 귀 혈 자리 자극으로 균형 회복.

3. 얼굴로 표현되는 현상

- 이마: 소화기능 장애, 독소, 수분 부족, 운동 후 말라버린 땀
- 미간: 음식 알러지, 간의 독소
- 눈 밑: 수분 부족
- 귀: 탈수
- 뺨: 호흡기관 문제, 흡연 혹은 알러지
- 코: 소화불량, 혈액순환 장애
- 턱: 스트레스, 호르몬 변화

4. 건강한 피부를 위한 생활습관

피부 건강을 유지하기 위해서는 올바른 생활습관이 중요합니다.
- 충분한 수면: 피부 재생이 활발히 이루어지는 밤 시간대에 숙면을 취해야 합니다.
- 정기적인 귀 마사지: 귀의 특정 부위를 자극하여 혈액 순환을 촉진하고 피부 조직의 재생을 도울 수 있습니다.
- 균형 잡힌 식사: 비타민 C, E와 같은 항산화 성분이 풍부한 음식을 섭취하여 피부 탄력을 유지할 수 있습니다.
- 꾸준한 수분 섭취: 피부 보습을 위해 하루 2리터 이상의 물을 마시는 것이 중요합니다.

5. 피부에 도움이 되는 이혈테라피

귀의 혈 자리는 피부 건강에 밀접한 영향을 미칩니다.

• 온열점: 피부 온도 조절과 탄력 개선.

• 내분비 점: 호르몬 균형을 통해 여드름과 같은 피부 문제 완화.

• 수면점: 수면의 질을 높여 피부 재생 촉진.

• 혈 자리 자극 방법: 부드럽게 원을 그리듯 문지르거나 가벼운 압력을 주어 자극.

피부에 도움이 되는 혈자리

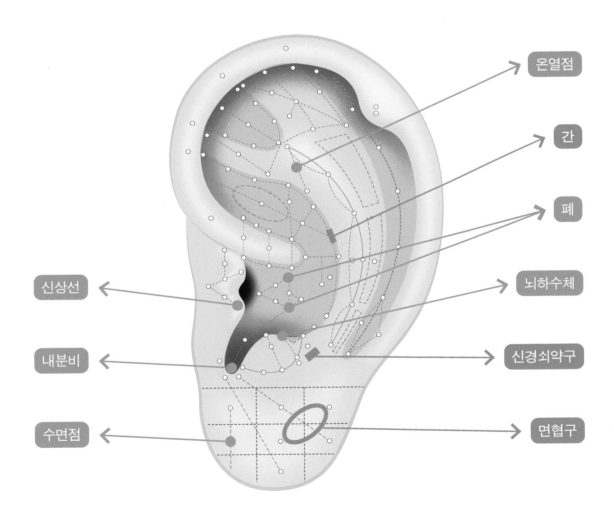

6. 건강하고 매력적인 턱선 관리

건강하고 균형 잡힌 턱선은 아름다움과 기능성을 모두 반영합니다.

- 건강한 턱의 특징: 턱관절이 유연하고 치아 배열이 적절하며 대칭적인 안면 구조를 유지합니다.
- 턱선 관리의 중요성: 턱선은 얼굴 윤곽과 전체적인 인상을 결정하며, 잘못된 습관은 비대칭과 통증을 유발합니다.

7. 건강한 턱을 위한 생활습관과 자세

턱 건강은 올바른 생활습관에서 시작됩니다.

- 딱딱한 음식 피하기: 과도한 저작은 턱관절에 무리를 줄 수 있습니다.
- 바른 자세 유지: 턱을 괴거나 다리를 꼬는 습관을 피하고, 등과 목의 올바른 정렬을 유지합니다.
- 입 벌리기 제한: 과도한 입 벌림은 턱관절의 긴장을 유발하므로 하품 시 주의합니다.

건강한 턱을 위한 혈자리

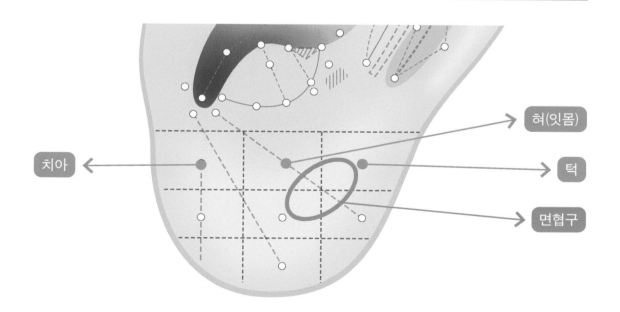

치아

혀(잇몸)

턱

면협구

8. 건강하고 매력적인 턱 관련 혈자리와 활용법

턱과 관련된 혈 자리는 긴장 완화와 균형 유지에 중요한 역할을 합니다.
- 이대신경점: 턱관절의 긴장을 해소하고 턱 움직임을 원활하게 함.
- 면협구: 안면 대칭 개선과 턱선 탄력 유지.
- 쇄골 점: 상체 균형 유지 및 스트레스 감소.
- 어깨 점: 턱과 어깨의 긴장을 동시에 완화하여 전신 균형 회복.

9. 실습과 적용

♣ 9.1. 실습 예시
- 피부 관리: 온열점과 내분비 점을 부드럽게 마사지하여 피부 탄력을 높이고 트러블을 예방.
- 턱선 관리: 이대신경점과 쇄골 점을 가볍게 눌러 턱선의 긴장 완화 및 윤곽 개선.
- 전신 균형: 귀 뿌리와 턱선을 동시에 자극하여 신체 전체의 긴장 완화와 균형 회복.

♣ 9.2. 적용 팁
- 자극 전 귀를 알코올 솜으로 소독하여 위생 관리.
- 각 혈 자리는 하루 2~3회, 1회당 2~3분 정도 부드럽게 자극.
- 실습 후 물을 마셔 체내 독소 배출을 돕습니다.

건강하고 매력적인 턱을 위한 중요 혈자리

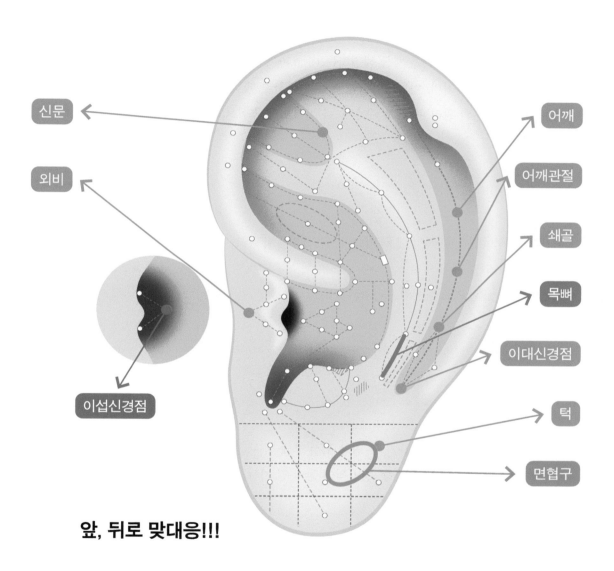

신문

외비

이섭신경점

어깨

어깨관절

쇄골

목뼈

이대신경점

턱

면협구

앞, 뒤로 맞대응!!!

2강. 수면 관리와 우울증 관리

이혈테라피는 귀의 혈자리를 자극하여 신체 균형을 회복하고 건강을 증진시키는 전통적인 방법으로, 현대 생활의 다양한 문제를 해결하는 데 효과적입니다. 특히, 수면 부족과 우울증은 많은 현대인이 직면한 문제이며, 이혈테라피는 이를 완화하는 데 강력한 도구가 될 수 있습니다. 이 강에서는 이혈테라피의 원리, 수면 및 우울증 관리 방법을 중심으로 학습합니다.

1. 수면이 건강에 미치는 영향

인간은 평생 약 27년을 수면에 사용하며, 이는 몸과 마음의 재충전을 위한 필수 시간입니다.
수면 부족은 면역 체계 약화, 스트레스 증가, 신진대사 장애 등 다양한 문제를 초래하며, 장기적으로는 심각한 질환으로 이어질 수 있습니다.

2. 수면 부족이 일으키는 질환

- 만성 질환: 당뇨병, 비만, 고혈압 등.
- 호르몬 불균형: 코르티솔 증가 → 혈당 조절 방해 및 체중 증가.
- 정신적 문제: 스트레스, 우울증, 전반적인 삶의 질 저하.

3. 수면의 기능

- 노화를 예방해준다.
- 잘자면 살이 빠진다.
- 잘자면 건강하게 장수한다.

숙면에 도움이 되는 혈자리

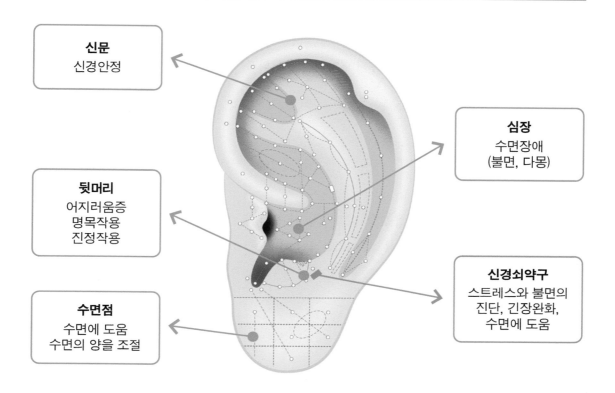

신문
신경안정

심장
수면장애
(불면, 다몽)

뒷머리
어지러움증
명목작용
진정작용

신경쇠약구
스트레스와 불면의
진단, 긴장완화,
수면에 도움

수면점
수면에 도움
수면의 양을 조절

4. 숙면에 도움을 주는 습관

- 하루에 15분 햇볕에서 걷기
- 매일 같은 시간에 일어나기
- 취침 전에 편안한 상태 유지하기
- 잠들기 어려우면 차라리 일어나기

5. 숙면에 도움을 주는 음식

상추, 셀러리 / 양파 / 호두, 아몬드 등의 견과류 / 바나나 / 우유 / 체리 / 파 / 대추차 / 키위 등

6. 숙면을 위한 이혈테라피

- 수면점: 수면의 질과 양 조절.
- 신경쇠약구: 스트레스 완화와 긴장 해소.
- 방법: 저녁 시간에 귀 마사지를 통해 혈자리를 부드럽게 자극 → 숙면 유도.

7. 뇌 피로의 원인과 증상

- 원인: 스마트 기기 과도 사용, 만성 스트레스.
- 증상: 기억력 저하, 집중력 감소, 우울증 및 불안 장애.
- 심각성: 뇌 피로는 일시적 문제 아닌, 지속적인 뇌 기능 저하로 이어질 수 있는 심각한 문제.

8. 뇌피로를 풀어주는 생활습관

- 규칙적인 취침
- 명상하기
- 자연 속 오감 자극하기
- 간단한 운동 및 스트레칭
- 감동의 눈물 흘리기
- 원활한 혈액순환으로 뇌 혈류 공급
- 적절한 영양소 섭취

9. 우울증 완화를 위한 이혈테라피

- 신문혈: 신경계를 안정화하고 스트레스 감소.
- 내분비혈: 호르몬 균형 회복 및 기분 개선.
- 방법: 해당 혈자리를 부드럽게 자극하여 신체적 안정과 정신적 안정을 동시에 확보.

10. 건강한 삶을 위한 이혈테라피 실천

이혈테라피와 긍정적 사고
- 매일 규칙적으로 이혈테라피를 실천 → 스트레스 완화 및 삶의 질 향상.
- 이혈테라피는 단순히 건강 관리 방법을 넘어, 자신감을 키우고 긍정적인 사고를 유지하는 데 중요한 역할을 합니다.

11. 음식과 이혈테라피의 조화

이혈테라피는 건강한 식습관과 함께 실천될 때 더 큰 효과를 발휘합니다.
- 숙면을 돕는 음식: 바나나, 우유, 견과류.
- 스트레스 완화 음식: 레몬수, 대추차.
- 올바른 식습관과 이혈테라피의 병행 → 효과 극대화.

두통에 도움이 되는 혈자리

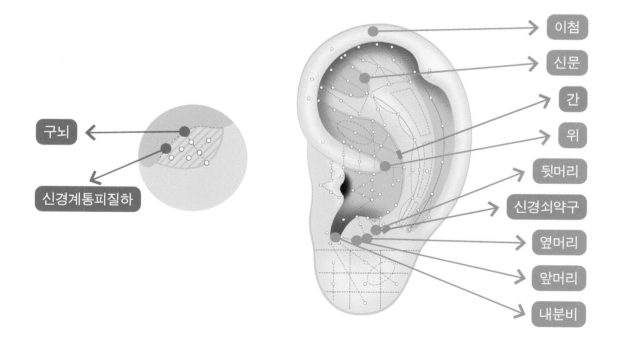

우울증에 도움이 되는 혈자리

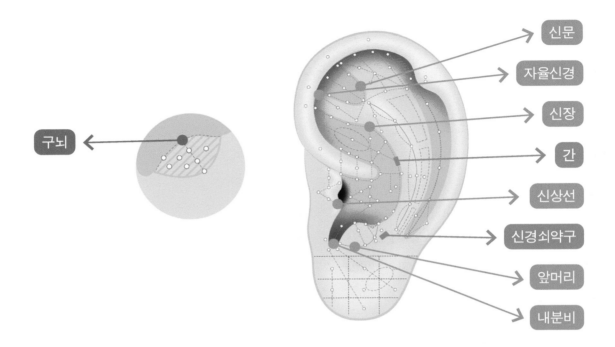

구뇌

신문
자율신경
신장
간
신상선
신경쇠약구
앞머리
내분비

이 강에서는 감기의 원인, 증상, 예방 및 치유방법을 체계적으로 설명하며, 특히 면역력을 강화하고 감기를 예방하기 위한 이혈테라피의 효과적인 활용법을 다룹니다. 또한, 감기에 좋은 음식과 생활습관을 통해 건강한 호흡기 관리를 돕는 실질적인 방법을 제공합니다.

1. 감기의 정의와 원인

- 감기란?: 감기(급성 비인두염)는 상기도에 발생하는 바이러스 감염으로, 가장 흔한 감염성 질환 중 하나입니다.
- 발생 빈도: 성인은 연간 2~3회, 소아는 연간 6~8회 정도 감기에 걸립니다.
- 감기의 주된 원인: 리노바이러스, 코로나바이러스 등이 주원인으로, 바이러스는 주로 호흡기 분비물을 통해 전파됩니다.
- 감기에 잘 걸리는 이유: 겨울철 낮은 기온은 면역력 약화를 유발합니다.
- 체온 변화와 면역력의 상관관계: 체온이 1도 떨어지면 면역력은 30% 감소하며, 반대로 1도 상승하면 면역력이 5배 강화됩니다.

2. 감기와 면역력의 관계

한의학에서는 감기를 "감모"로 정의하며, 외부 환경 변화와 신체 내부의 면역력 약화가 주요 원인으로 여겨집니다.
- 발생 원인: 위기(衛氣)가 약해져 외사(外邪)가 침입하여 발생합니다.
- 위기(衛氣): 신체의 외부 방어 능력을 의미하며, 면역 체계를 담당합니다.
- 외사(外邪): 외부 환경에서 침입하는 나쁜 기운(바이러스, 급격한 온도 변화 등)을 뜻하며, 면역력이 약할 때 더 쉽게 영향을 미칩니다.

3. 감기의 증상과 합병증

일반 감기 증상

- 초기 증상: 콧물, 재채기, 목의 통증(인후통).
- 심화 증상: 기침, 약간의 발열, 피로감.

독감 증상과 차이점

- 독감은 일반 감기보다 심각하며, 고열, 근육통, 피로감 등의 전신 증상이 특징입니다.
- 겨울철 독감은 감기보다 발생률이 높으므로 예방 접종이 권장됩니다.
- 방치 시 부비동염, 중이염, 폐렴 등으로 이어질 수 있으므로 초기에 관리가 중요합니다.

4. 감기 예방을 위한 생활습관

- 손 씻기: 흐르는 물에 비누로 20초 이상 꼼꼼히 씻어 바이러스 전파를 차단.
- 충분한 수면: 숙면은 면역력을 높이는 데 필수적.
- 적정 체온 유지: 체온 유지를 위해 얇은 겉옷을 준비하고 추운 환경을 피함.
- 가벼운 스트레칭과 운동: 규칙적인 운동은 면역 체계를 활성화함.
- 신선한 야채와 과일 섭취: 비타민 C, 항산화 성분이 풍부한 음식을 섭취하여 면역력 증진.
- 환기와 습도 관리: 실내 공기 질을 개선하고 40~60%의 습도를 유지.
- 따뜻한 차 마시기: 감잎차, 유자차, 매실차는 몸을 따뜻하게 유지하고 면역력을 강화.

5. 면역력 증진을 위한 이혈테라피

귀의 혈 자리를 자극하면 면역 체계를 강화하고 호흡기 건강을 개선할 수 있습니다.

- 천돌: 목감기와 기침 완화 등 목에 염증이 있을 때 특히 효과적인 혈자리.
- 대추혈: 체온 유지와 면역력 증진에 효과적인 혈자리.

- 이첨, 과민구: 코막힘과 인후통 증상 완화.
- 폐혈 자리: 호흡기 강화를 통해 감기 예방 및 회복.

6. 감기 예방 및 개선에 효과적인 음식과 차

- 모과차: 칼슘과 무기질이 풍부하여 면역력을 강화하고 목의 통증을 완화.
- 생강차: 진저롤과 쇼가올 성분이 항염증 작용과 발한 작용을 촉진.
- 배즙: 기침과 가래 완화에 효과적.
- 도라지: 사포닌 성분이 면역력을 강화하며 목의 염증을 완화.
- 무즙: 비타민 C가 풍부하여 감기 예방과 회복에 도움.

7. 감기에 좋은 주요 혈자리와 자극법

주요 혈자리와 효과

- 이첨: 귀의 윗부분에 위치하며, 열을 내리고, 염증을 가라앉히므로 감기의 초기 증상을 빠르게 완화.
- 내분비 점: 호르몬 균형을 조절하여 면역 체계를 강화.
- 폐혈 자리: 호흡기 건강 증진과 감기 증상 완화.

자극법

- 혈 자리를 부드럽게 누르며 원을 그리듯 자극.
- 하루 2~3회, 1회당 1~2분 정도 시행.

8. 건강한 호흡기 관리를 위한 실습

- 천돌 자극: 목 아래 움푹 들어간 부위를 부드럽게 눌러 기침을 완화합니다.
- 이침 마사지: 감기 초기 귀 윗부분을 자극하여 면역력을 높입니다.
- 폐혈 마사지: 귀의 폐혈 자리를 원을 그리며 자극해 호흡기를 강화합니다.
- 따뜻한 차 섭취: 매일 감기에 좋은 차를 마셔 체온을 유지하고 몸의 면역 체계를 활성화합니다.

마무리

"감기와 면역력 관리는 귀를 통해 실천할 수 있는 가장 간단한 방법입니다. 건강한 호흡기와 강한 면역력을 유지하여 활력 있는 삶을 만들어가세요."

감기 예방과 개선에 도움이 되는 혈자리

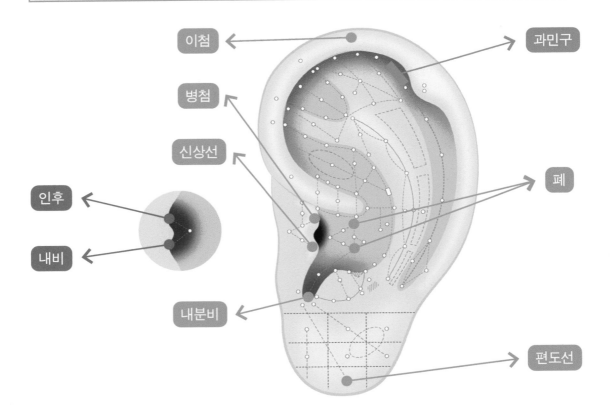

4강. 무릎 건강과 통증관리

이 강에서는 이혈테라피를 활용해 무릎 건강을 관리하고 통증을 완화하는 방법을 배웁니다. 귀의 혈자리를 자극하여 무릎뿐 아니라 전신의 균형을 회복할 수 있는 실질적인 방법을 학습하며, 생활습관과 병행해 건강한 무릎을 유지하는 데 도움을 줍니다.

1. 무릎 통증의 원인

무릎 통증은 나이, 체중, 생활 습관 등의 여러 요인으로 인해 발생합니다. 노화로 인한 연골의 탄력 저하와 근육 약화는 무릎 통증을 악화시키며, 잘못된 자세와 비만은 무릎 관절에 과도한 압력을 가하게 됩니다. 또한, 무리한 운동이나 반복적인 충격은 관절 손상의 주요 원인이 될 수 있습니다.

2. 무릎 통증 완화 방법

무릎 통증 완화를 위해 급성 통증에는 냉찜질로 염증을 가라앉히고, 만성 통증에는 온찜질을 통해 혈액순환을 촉진하고 관절의 유연성을 개선할 수 있습니다. 이러한 방법은 간단하지만, 무릎 건강을 유지하는 데 매우 효과적입니다.

3. 무릎 건강에 좋은 이혈 혈자리

- 무릎관절점: 관절 통증 완화와 유연성 개선.
- 대이륜 하각: 하지 근육의 긴장 감소 및 통증 완화.
- 자극 방법: 부드럽게 누르며 원을 그리듯 자극, 하루 2~3회, 1회당 1~2분씩 시행.

4. 건강한 무릎을 위한 생활습관

- 체중 관리: 비만은 관절에 과도한 압력을 주므로 적정 체중을 유지합니다.
- 운동과 스트레칭: 무릎 주변 근육을 강화하는 운동은 관절 부담을 줄입니다. 운동 후 충분한 스트레칭으로 근육 긴장을 해소합니다.
- 올바른 자세 유지: 장시간 앉거나 서 있는 자세를 피하고, 무릎 관절에 무리를 주지 않는 자세를 유지합니다.

5. 건강한 무릎과 삶의 질 향상

이혈테라피는 단순히 통증 완화에 그치지 않고, 전신 건강과 삶의 질을 높이는 데 기여합니다. 본 교재의 이론과 실천법을 꾸준히 따라 하며 건강한 무릎을 유지하세요.

6. 이혈테라피의 실천과 효과

이혈테라피의 장점

비침습적이고 간단하며 부작용이 없습니다.
다른 치료법과 병행할 수 있어 현대인의 바쁜 일상에서도 쉽게 실천 가능합니다.

실천 방법

하루 2~3회 특정 혈자리를 자극하는 습관을 통해 꾸준히 실천하면 무릎 통증 완화뿐 아니라 신체와 정신의 조화를 유지할 수 있습니다.

마무리

"무릎 건강은 일상 생활의 편안함과 직결됩니다. 이혈테라피와 올바른 생활습관을 통해 통증 없는 건강한 삶을 만들어가세요."

무릎 건강에 도움이 되는 혈자리

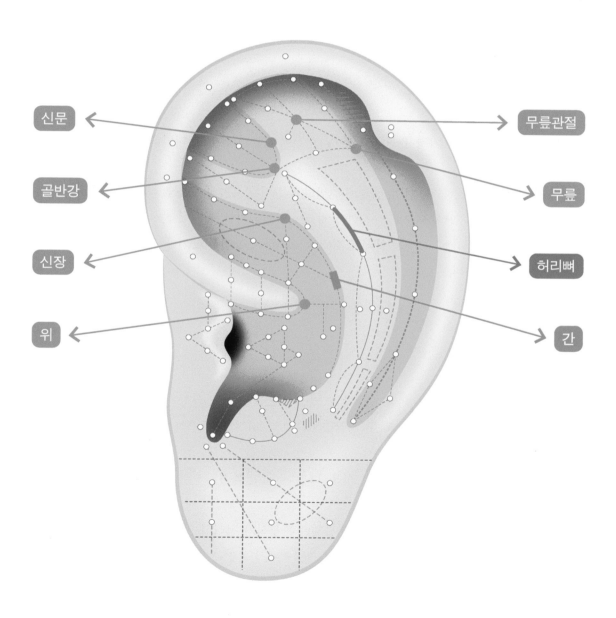

신문 ←

골반강 ←

신장 ←

위 ←

→ 무릎관절

→ 무릎

→ 허리뼈

→ 간

5강. 어깨 건강과 통증관리

이 강에서는 현대인의 고질적인 문제 중 하나인 어깨 통증의 원인과 예방, 그리고 이혈테라피를 활용한 효과적인 관리 방법을 제공합니다. 어깨는 일상생활에서 가장 많이 사용되는 관절 중 하나로, 이혈테라피와 생활습관 교정을 통해 통증을 완화하고 건강을 유지하는 실질적인 방법을 제시합니다.

1. 어깨 관절의 구조와 역할

어깨 관절은 인체에서 가장 유연하고 360도 회전이 가능한 관절로, 다양한 일상 활동에 필수적인 역할을 합니다.
- 특징: 어깨는 관절, 근육, 인대, 힘줄이 긴밀하게 연결된 복잡한 구조로 이루어져 있습니다.
- 가동성: 이러한 유연성 덕분에 다양한 움직임이 가능하지만, 동시에 손상 위험도 높습니다.
- 일상생활과의 연관성: 어깨는 팔의 움직임을 지지하며 물건을 들거나 던지는 동작 등 다양한 활동에 관여합니다.

2. 어깨 통증의 주요 원인

어깨 통증은 다양한 요인에 의해 발생할 수 있습니다.
- 어깨의 과도한 사용: 어깨는 하루 평균 300회 이상 회전하며, 반복적 사용은 퇴행성 질환을 유발할 수 있습니다.
- 잘못된 생활습관: 장시간의 컴퓨터 사용, 나쁜 자세, 반복적인 어깨 사용이 통증의 원인이 됩니다.
- 운동 부족: 어깨 주변 근육이 약화되면 관절에 과부하가 걸리며 통증이 발생합니다.
- 노화로 인한 퇴행성 변화: 특히 50세 이상 고령층에서 회전근개 파열이나 오십견 같은 문제가 더 자주 발생합니다.

3. 자주 발생하는 어깨 질환과 증상

3.1. 오십견(동결견)

- 증상: 팔을 머리 위로 올리거나 뒤로 젖힐 때 심한 통증이 발생하며, 운동 범위가 제한됩니다.
- 치료: 수술 없이 염증 치료와 스트레칭으로 개선 가능.

3.2. 어깨충돌증후군

- 증상: 팔을 특정 각도로 올릴 때 통증이 느껴지며, 특히 90도에서 통증이 두드러집니다.
- 치료: 초기 발견 시 어깨 사용을 줄이고 적절한 운동으로 개선할 수 있습니다.

3.3. 회전근개 파열

- 증상: 팔을 들어 올리기 어렵고 야간 통증이 나타남.
- 치료: 힘줄이 완전히 파열되기 전에 치료가 중요하며, 심한 경우 수술이 필요할 수 있습니다.

3.4. 석회성 건염

- 증상: 칼슘 침착으로 인해 극심한 통증이 나타나며, 팔 움직임이 제한됩니다.
- 치료: 반복적인 어깨 사용을 줄이고 적절한 물리치료나 약물 치료가 필요합니다.

4. 어깨 통증 예방과 생활 습관 개선

- 올바른 자세 유지: 허리를 곧게 펴고 어깨를 긴장시키지 않도록 해야 합니다.
- 규칙적인 스트레칭: 목과 어깨 근육을 자주 이완시켜 긴장을 줄입니다.
- 과도한 음주와 흡연 금지: 혈액 순환을 방해하여 어깨 건강에 악영향을 줄 수 있으므로 피해야 합니다.

- 가벼운 운동 실천: 요가나 수영과 같은 운동은 어깨 주변 근육을 부드럽게 이완하고 강화를 돕습니다.

5. 목과 어깨의 상관관계

- 연결성: 목과 어깨는 신경과 근육으로 밀접히 연결되어 있어, 목의 이상이 어깨 통증을 유발할 수 있습니다.
- 목 문제의 영향: 목뼈의 이상은 어깨 통증이나 팔 저림으로 이어질 수 있습니다.

목 스트레칭 방법

- 척추를 곧게 세운 상태에서 엄지손가락을 응시하며 고개를 천천히 좌우로 돌립니다.
- 시선을 이동하며 고개를 앞뒤로 젖히는 동작을 반복합니다.

6. 이테라피를 활용한 어깨 통증 완화

귀의 특정 혈자리를 자극하여 어깨 통증을 완화할 수 있습니다.

주요 혈자리

- 어깨 점: 어깨 관절과 근육 통증을 효과적으로 완화.
- 쇄골 점: 어깨 긴장을 완화하며 혈액 순환을 촉진.
- 이대신경점: 어깨와 팔의 신경 긴장을 해소하여 유연성을 증진.

7. 어깨 건강을 위한 운동법

- 폼롤러 운동: 어깨 주변 근육을 부드럽게 이완하며, 긴장을 완화.
- 저항 밴드 운동: 어깨 근육을 강화하고 관절의 안정성을 높임.
- 가벼운 덤벨 리프팅: 관절에 무리가 가지 않는 선에서 근육을 단련하여 어깨 건강 유지.

8. 어깨 통증 완화를 돕는 혈자리

주요 혈자리와 효과

- 이주(耳舟): 어깨와 팔의 긴장을 완화하며, 상지 부위와 연결된 신경을 자극.
- 신문 점: 신경 안정 효과가 있으며, 통증 완화에 유용.
- 쇄골 점: 어깨와 목의 긴장을 줄이며, 상체 균형을 유지.

혈자리 자극법

- 혈 자리를 부드럽게 누르거나 원을 그리며 자극합니다.
- 하루 2~3회, 1회당 2~3분 정도 시행하면 효과적입니다.

마무리

"어깨는 우리의 일상 활동을 지탱하는 중요한 관절입니다. 이혈테라피와 올바른 생활습관을 통해 어깨 통증 없는 건강한 삶을 만들어가세요."

어깨 통증에 도움이 되는 혈자리

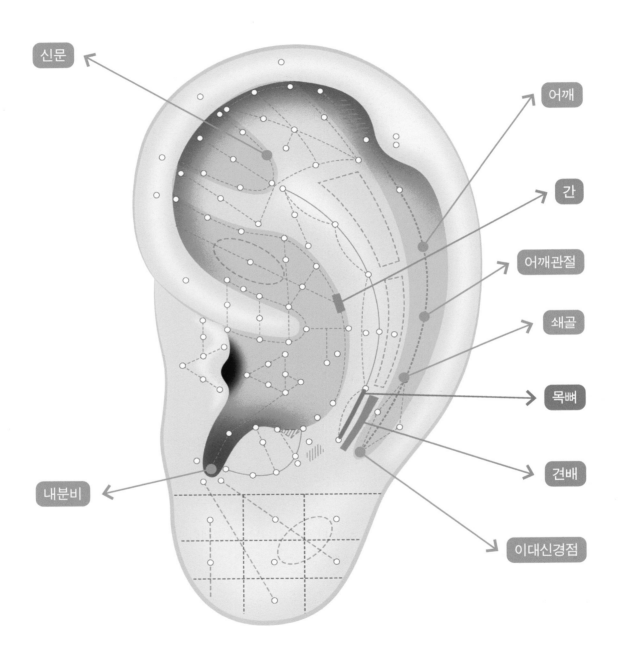

신문

어깨

간

어깨관절

쇄골

목뼈

견배

이대신경점

내분비

6강. 허리 건강과 통증 관리

이 강에서는 현대인의 흔한 문제인 허리 통증과 이를 완화하고 예방하는 방법을 다룹니다. 허리 건강은 일상생활의 편안함과 직결되며, 적절한 관리와 예방이 중요합니다. 이혈테라피를 활용하여 허리 건강을 효과적으로 관리하며, 생활습관과 운동을 병행해 허리 통증 없는 건강한 삶을 추구할 수 있습니다.

1. 허리 통증의 주요 원인

디스크 손상과 디스크 탈출은 척추의 충격 흡수 기능에 문제를 일으켜 허리 통증의 주요 원인이다. 탈출된 디스크는 좌골신경을 자극해 다리까지 통증이 퍼질 수 있습니다. 요추(허리) 부위는 신체 하중을 지탱하는 역할을 하므로, 잘못된 자세나 비만, 노화, 운동 부족 등이 허리 통증을 악화시킵니다.

2. 허리 통증 완화를 위한 이혈 요법

- 요배혈: 척추 균형 회복과 허리 통증 완화.
- 대이륜 부위: 허리 근육의 긴장 해소 및 하지와 허리의 통증 감소.

3. 허리 건강을 위한 생활습관

자세 관리

- 요추 전만 자세 유지: 허리와 골반의 안정성을 강화하며, 자연스러운 척추 곡선을 유지.
- 장시간 앉아 있을 경우 허리를 곧게 펴고 허리 받침 활용, 1시간마다 일어나 스트레칭.

- 체중 관리: 비만은 척추에 무리를 주므로 적정 체중 유지.
- 충분한 휴식: 허리에 무리가 가지 않도록 일정 간격으로 스트레칭 병행.

- 코어 근육 강화 운동: 자연 복대 역할 하는 복부 및 허리 근육을 단련하여 척추 지지력 향상.
- 적절한 운동: 과도한 운동을 피하고 허리 근육을 강화하는 운동 선택.
- 가벼운 스트레칭: 허리 주변 근육을 이완시키고 혈액 순환 촉진.

4. 허리 건강을 위한 운동법

- 플랭크 자세: 복부와 허리 근육을 강화하여 척추 지지력 개선.
- 브릿지 운동: 엉덩이를 들어 올리는 동작으로 허리와 골반의 안정성 강화.

- 햄스트링 스트레칭: 다리 근육을 이완해 허리 부담 감소.
- 고양이-소 자세: 허리 근육의 유연성을 향상.

5. 만성 염증 줄이는 식품 10가지

① 마늘: 특히 열을 가하면 항염증효과 증강
② 연어: EPA와DHA 풍부 (오메가-3 지방산)
③ 토마토: 라이코펜풍부 (열을 가하면 항염증특성 증가)

④ 두부: 이소플라본과오메가-3 지방산

⑤ 아몬드: 오메가-3 지방산 풍부, 비타민 E 풍부 (관절을 매끄럽게)

⑥ 표고버섯: 면역 손상 감소, 면역 반응 증가, 감염퇴치, 항균

⑦ 호박: 카로티노이드(항산화제), 베타카로틴

⑧ 베리류: 폴리페놀풍부 (항산화제, 항염증제)

⑨ 비트: 강압효과, 스태미나 증강, 베타인 (아미노산)

⑩ 케일: 비타민 K (항염증효과 극대)

6. 이혈테라피의 실천 가이드

실천 시 유의사항

- 과도한 자극을 피하고 정확한 혈자리를 선택.
- 전문 지도 아래 체계적으로 실천하며, 혈자리 자극 후 충분한 휴식.

일상생활에서의 활용

- 귀 마사지를 포함해 누구나 쉽게 실천 가능한 건강 관리법.
- 매일 정기적으로 혈자리를 자극하여 신체와 정신의 균형 유지.

7. 요약

① 허리 통증은 디스크 손상 때문이다.

② 디스크 통증은 디스크의 구조 신호이다.

③ 무시하거나 억눌러 이기려 하지 말라.

④ 손상된 디스크도 피부의 상처처럼 아물게 된다.

⑤ 요추 전만을 무너뜨리는 자세와 동작은 최소화한다.

⑥ 요추 전만을 잘 유지하게 하는 자연복대를 기억하자.

⑦ 운동의 진도는 천천히 나갈수록 좋다.

⑧ 통증이 생기는 운동은 절대 하지 말자.

8. 자연 복대 훈련

• 자연 복대: 척추를 잡아주는 근육들(천연 허리 보조기)

① 편안히 선 자세에서 요추 전만 자세를 유지한다.

② 가슴을 활짝 연다.

③ 양손가락으로 배를 살짝 누른 채 유지한다.

④ 가벼운 헛기침을 하며 배에 힘이 들어가는 것을 손가락으로 느낀다.

　그 정도의 힘을 유지하여 가슴-허리-골반이 한 덩어리가 된 상태를 유지한다.

> "이 운동은 근력을 강화하기보다는 근육을 조절하는 훈련이다. 자주 할수록 좋고 일상 생활에서 늘 적용할 수 있으면 가장 좋다." - 『백년허리』 정선근 박사

마무리

"허리 건강은 전반적인 삶의 질과 직결됩니다. 이혈테라피와 올바른 생활습관을 통해 통증 없는 건강한 허리와 활기찬 일상을 누리세요."

허리에 도움이 되는 혈자리

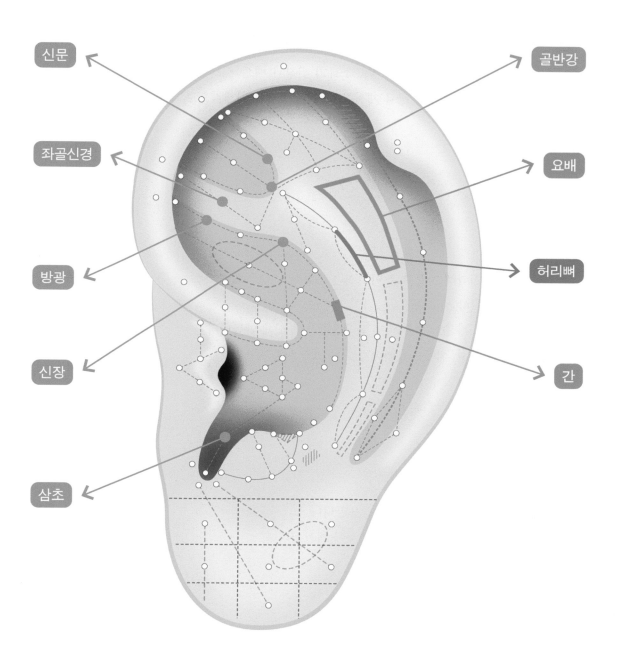

신문
골반강
좌골신경
요배
방광
허리뼈
신장
간
삼초

7강. 소화 관리와 배설 관리(대변)

이 강에서는 소화와 배설 과정에서 귀와 신체의 연결성을 기반으로 건강한 생활습관과 이혈테라피의 효과적인 활용법을 제공합니다. 소화기 건강과 배설 관리는 전신 건강의 핵심이며, 이혈 자극과 식단 조절을 통해 장 건강을 개선할 수 있는 방법을 체계적으로 제시합니다.

1. 소화 시스템의 구조와 기능

소화 과정

소화는 입에서 시작해 항문으로 이어지는 복잡한 과정으로, 영양소를 흡수하고 노폐물을 배출하는 데 필수적입니다.

- 입: 침샘에서 소화 효소를 분비해 음식물을 부드럽게 만듭니다.
- 위: 음식물을 섞고, 위산을 통해 세균 제거 및 분해.
- 소장: 영양소 흡수의 중심 기관.
- 대장: 수분을 흡수하며 배설물을 형성.

귀와 소화기의 연결

- 귀의 이륜각 부위는 소화기관과 상응합니다.
- 이륜각 자극 시 위, 소장, 대장의 기능이 개선됩니다.

2. 소화기와 이혈테라피의 상관관계

- 위혈 자리: 소화불량과 위염 증상 완화.
- 십이지장 점: 소화 효소 분비 촉진하여 음식물이 원활히 분해되도록 도움.

- 소장 점: 영양소 흡수를 돕고 소화 촉진.
- 대장 점: 배변 조절과 변비 해소에 효과적.

3. 배설의 중요성과 대변이 알려주는 건강 지표

- 대변은 건강의 바로미터.
- 대변은 소화기 건강과 전반적인 신체 상태를 알려주는 중요한 지표입니다.
- 건강한 대변의 특징: 황금색, 바나나 1~2개 크기.
- 70~80%의 적정 수분 함량.
- 성인의 평균 배변량은 100~250g.

4. 대변의 색과 형태로 보는 건강 상태

대변의 색과 형태는 건강 상태를 반영합니다.
- 황금색 대변: 정상적이고 건강한 상태.
- 녹색 대변: 담즙 분해가 완료되지 않은 경우로, 소화 시간이 짧을 때 나타남.
- 붉은 대변: 대장 또는 직장 출혈 가능성.
- 흑변: 위장관 출혈의 징후로, 즉각적인 진료가 필요.
- 흰색/회색 대변: 담즙 분비 이상 또는 담도 폐쇄를 나타냄.

5. 소화기 건강을 위한 생활습관

- 적정 체온 유지: 체온이 1도 상승하면 면역력이 5배 증가하며 소화도 원활.
- 균형 잡힌 식단: 섬유질과 수분 섭취를 늘려 소화기관의 활동을 지원.
- 규칙적인 운동: 혈액 순환을 개선하여 소화기관의 기능을 강화.
- 스트레스 관리: 스트레스는 소화기 기능을 약화시키므로 이완 요법이나 명상 실천.

6. 배설 건강에 도움을 주는 혈자리

- 온열점: 소화기 기능을 개선하고 몸을 따뜻하게 유지.
- 정중(鼎中): 대장 운동을 조절하고 변비를 예방.
- 복창구: 복부 긴장을 완화하여 편안한 소화를 유도.
- 이갑정 부위: 복부와 신장을 자극하여 배설을 원활히 함.
- 췌장/담관 점: 소화 효소 분비를 촉진하여 소화 작용을 활성화.

7. 설사와 변비의 원인 및 해결책

설사

- 원인: 장의 수분 흡수가 미흡하거나 차가운 음식 섭취로 장 내 온도가 저하되었을 때 발생.
- 해결책: 따뜻한 음식과 음료 섭취, 배를 따뜻하게 유지하며, 찬 음식을 피함, 췌장/담관 점을 자극하여 소화 기능 활성화.

변비

- 원인: 수분 부족, 식이섬유 섭취 부족, 장 운동 저하.
- 해결책: 하루 2리터 이상의 수분 섭취, 채소와 통곡물을 포함한 섬유질이 풍부한 식단 유지, 대장 점과 정중(鼎中) 자극으로 장 운동 촉진.

8. 장 건강을 위한 식단과 이혈테라피

추천 음식

- 섬유질 풍부한 식품: 채소, 통곡물, 견과류.
- 유익균 강화 식품: 요구르트, 김치, 된장 등 발효 식품.
- 소화 효소가 풍부한 음식: 파인애플, 생강, 파파야.
- 수분 섭취: 하루 8잔 이상의 물 섭취로 장내 환경 개선.

이혈테라피 실습

- 위혈 자리 자극: 소화불량 완화 및 소화 속도 조절.
- 대장 점 자극: 규칙적인 배변 촉진.
- 복창구 마사지: 복부 긴장 완화로 장의 원활한 움직임 지원.

마무리

"소화와 배설 관리는 건강한 삶의 기본입니다. 이혈테라피와 올바른 식단을 실천하여 장 건강을 지키고 더 나은 삶을 만들어가세요."

배설에 도움이 되는 혈자리

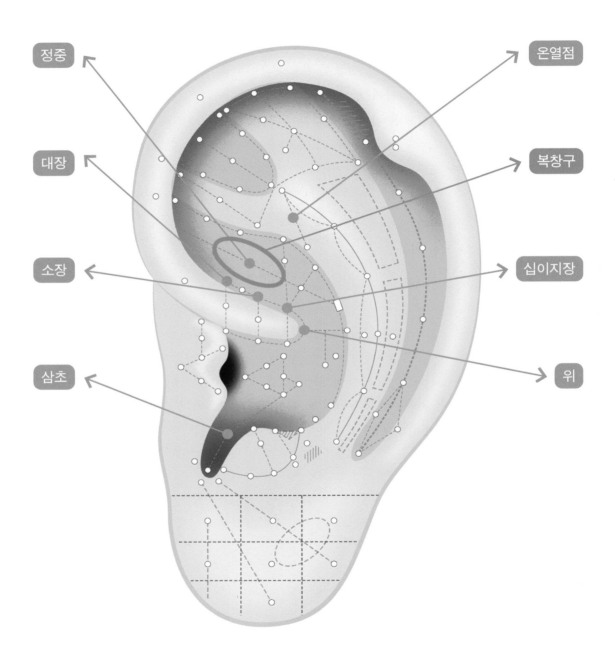

정중

대장

소장

삼초

온열점

복창구

십이지장

위

8강. 배설 관리(소변)

이 강에서는 이혈테라피를 통해 전립선과 방광 건강을 포함한 배설 관리의 중요성과 실천법을 제공합니다. 귀의 특정 혈자리를 자극함으로써 신체의 균형을 맞추고 배설 문제를 개선하는 이론과 실천법을 체계적으로 제시합니다. 건강한 배설 기능은 전반적인 건강의 기초이며, 이혈테라피는 이를 실현하는 효과적인 도구입니다.

1. 배설 관리를 위한 포인트

전립선과 방광 건강의 중요성

전립선과 방광은 남성과 여성의 건강에 중요한 역할을 담당합니다. 전립선은 남성의 생식기능과 관련된 주요 기관으로, 정액의 성분을 생성하며 정자의 이동성을 돕는 역할을 합니다. 방광은 신체의 소변을 저장하고 배출하는 기관으로, 이를 통해 체내의 노폐물을 효과적으로 제거합니다. 그러나 스트레스, 잘못된 생활 습관, 세균 감염 등으로 인해 전립선염이나 방광염이 발생할 수 있습니다. 이러한 질환은 신체적 고통뿐 아니라 심리적 스트레스와 삶의 질 저하를 초래하므로 조기 관리가 중요합니다.

2. 전립선 질환과 방광염의 주요 원인과 증상

전립선 질환

- 원인: 잘못된 생활 습관, 면역력 저하, 세균 감염.
- 주요 증상: 빈뇨, 잔뇨감, 소변 시 통증, 회음부 통증.
- 예방 방법: 규칙적인 운동, 충분한 수분 섭취, 소변 참지 않기, 스트레스 관리.
  생활 습관을 개선하는 것만으로도 전립선 건강을 크게 증진할 수 있습니다.

방광염

- 급성 방광염: 주로 세균 감염에 의해 발생하며 배뇨 시 통증과 빈뇨를 동반.
- 만성 방광염: 주기적으로 재발하며 치료 과정이 복잡하고 오랜 시간 소요.
- 예방 방법: 위생 관리, 스트레스 감소, 건강한 식습관 유지.

3. 이혈테라피로 배설 관리하기

- 신문혈: 스트레스 완화, 신경 안정, 전립선 건강 증진.
- 방광혈: 소변 배출 촉진, 방광 염증 완화.
- 신장혈: 신장의 기능 강화, 체내 독소 제거, 신진대사 촉진.
- 혈자리 자극법: 부드럽게 누르거나 원을 그리며 자극, 하루 1~2회 시행하며 과도한 자극은 피할 것. 이들 혈자리를 규칙적으로 자극하면 전립선염, 방광염과 같은 배뇨 관련 문제를 완화할 수 있습니다.

4. 배설 건강을 위한 추가 팁

건강한 음식 섭취

배설 기능을 개선하려면 건강한 음식을 섭취하는 것이 중요합니다.
- 토마토: 항산화 성분인 라이코펜이 풍부하여 전립선 건강 보호.
- 늙은 호박, 구기자: 신장 및 방광 기능 지원.
- 민들레 차: 탁월한 이뇨 효과로 체내 노폐물 제거.

생활 습관 개선

- 좌욕: 회음부 혈액순환 개선, 염증 완화.
- 규칙적인 운동: 방광과 전립선 주변 근육 강화.

- 긴 시간 앉아있기 피하기: 압력을 줄이고 혈액 순환 개선.

5. 이혈테라피 적용 사례

사례 1: 만성 방광염의 회복

- 상황: 40대 여성 A씨는 빈뇨와 통증으로 고통받음.
- 방법: 방광혈과 신장혈을 매일 자극.
- 결과: 배뇨 빈도가 감소하고 통증이 완화, 전반적인 건강 개선.

이러한 사례는 이혈테라피가 만성 방광염 치유에 효과적임을 보여줍니다.

사례 2: 전립선 건강 증진

- 상황: 50대 남성 B씨는 전립선염으로 잔뇨감과 불편함을 겪음.
- 방법: 신문혈과 방광혈 집중 자극.
- 결과: 증상 개선 및 배뇨 기능 정상화.

그의 사례는 전립선 건강 관리에 있어 이혈테라피가 중요한 보조 역할을 할 수 있음을 입증합니다.

6. 전통적 이혈 요법과 현대 의학의 조화

이혈 요법은 전통적인 치료법으로서 자연 치유를 돕고 부작용 없이 증상 완화하는 독특한 장점을 지니고 있지만, 현대 의학과 조화를 이루어야 더욱 효과를 발휘합니다. 전립선염, 방광염과 같은 질환은 조기 발견과 치료가 중요하며, 의료 전문가의 상담을 병행하는 것이 권장됩니다. 이를 통해 이혈 요법의 장점과 현대 의학의 과학적 접근법이 상호 보완적인 효과를 발휘할 수 있습니다.

7. 이혈테라피 실천을 위한 지침

- 정확한 혈자리 자극: 이혈 지압기를 활용하여 정확히 자극.
- 규칙적 실천: 하루 1~2회, 과도하지 않게 시행.
- 수분 섭취: 자극 후 충분한 물 섭취로 체내 순환 원활화.
- 건강한 생활 병행: 식단 조절, 스트레스 관리로 효과 극대화.

마무리

"이혈테라피는 자연스럽고 간단한 방법으로 배설 기능을 개선하고 삶의 질을 높이는 데 강력한 도구입니다. 꾸준히 실천하여 건강한 일상을 만들어가세요."

방광염에 도움이 되는 혈자리

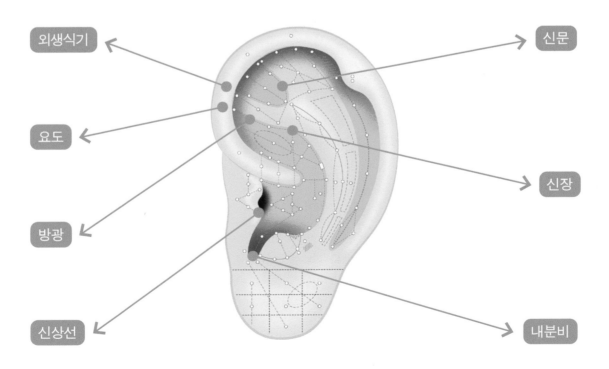

외생식기　신문
요도　신장
방광
신상선　내분비

9강. 생리통과 갱년기 관리

여성 건강은 나이와 환경을 초월한 중요한 주제입니다. 특히, 생리통과 갱년기는 많은 여성들이 공통적으로 겪는 문제로, 이를 효과적으로 관리하는 것은 삶의 질을 향상시키는 데 핵심적인 요소입니다. 최근 들어 이혈테라피와 같은 대체의학이 여성 건강 관리의 새로운 돌파구로 주목받고 있습니다. 이 강에서는 생리통과 갱년기를 관리하기 위한 구체적이고 실용적인 정보를 제공합니다. 여성의 건강을 보호하고 증진하기 위해 생리통과 갱년기의 원인을 이해하고 이를 완화하는 방법을 배우는 것은 매우 중요합니다.

1. 생리통의 이해와 관리 방법

생리통의 원인과 유형

- 일차성 생리통: 자궁 내막에서 분비되는 프로스타글란딘 호르몬이 원인.
  자궁 근육의 과도한 수축으로 통증 유발, 주로 월경 전후 2~3일간 지속.
- 이차성 생리통: 자궁내막증, 자궁근종 등의 질환과 자궁내 피임기구가 원인.
  통증이 강하고 지속 기간이 더 길며, 전문가의 진단 필요.
  이차성 생리통은 반드시 전문가의 진단과 치료가 필요.

생리통 완화 방법

- 운동과 스트레칭: 규칙적인 운동과 요가는 혈액 순환을 촉진하고 근육을 이완시키는 효과가 있습니다. 특히, 요가 동작 중 고양이 자세나 아기 자세는 자궁 경련을 완화하는 데 유용합니다.

삼음교 지압

삼음교는 복사뼈 안쪽에서 약 4cm 위에 위치한 혈자리로, 생리통 완화에 효과적입니다. 이 부위를 손가락으로 꾸준히 눌러주면 자궁과 생식기 건강이 개선됩니다.

한방차 섭취

생강차, 쑥차, 익모초 차와 같은 한방차는 자궁을 따뜻하게 하고 혈액 순환을 원활히 하는 데 도움을 줍니다. 이 음료들은 자궁 내막의 수축을 완화해 통증을 줄이는 데 효과적입니다.

2. 갱년기의 이해와 대처법

갱년기란 무엇인가?

갱년기는 폐경과 함께 여성 호르몬이 급격히 감소하면서 나타나는 신체적, 정신적 변화의 시기를 말합니다. 주요 증상으로는 안면홍조, 골다공증, 심혈관계 질환, 수면 장애, 그리고 심리적 불안과 우울증이 포함됩니다. 이러한 증상은 호르몬 감소로 인해 신체의 항상성이 깨지면서 발생하며, 적절한 관리가 필수적입니다.

갱년기 완화를 위한 생활습관

건강한 식습관

식물성 에스트로겐이 풍부한 식품을 섭취하면 호르몬 균형에 도움이 됩니다. 석류, 칡, 자두, 그리고 두부와 같은 콩류는 갱년기 증상 완화에 유익합니다.

운동과 이혈테라피

가벼운 유산소 운동은 신진대사를 촉진하고 자율신경계를 안정시키는 데 도움을 줍니다. 또한, 이혈 요법을 활용해 귀의 특정 혈자리를 자극하면 갱년기 증상을 줄일 수 있습니다.

감사하는 마음을 갖고 일상에서 작은 행복을 찾는 태도는 정신 건강에 긍정적인 영향을 미칩니다. 규칙적인 수면과 식사를 통해 생활 리듬을 유지하는 것도 중요합니다.

3. 생리통과 갱년기에 도움이 되는 음식

생리통에 유익한 음식

- 미역, 다시마: 혈액 순환 촉진, 자궁 건강 지원.
- 바나나: 마그네슘이 풍부해 근육 경련 완화.
- 석류: 자궁 내막 강화.
- 쑥차: 자궁을 따뜻하게 유지.

갱년기 완화 음식

- 칡, 자두: 식물성 에스트로겐 함유.
- 따뜻한 우유: 숙면 유도 및 불안 완화.

피해야 할 음식

- 카페인, 알코올: 체내 수분 감소 및 호르몬 균형 방해.
- 트랜스 지방: 증상 악화 유발 가능.

4. 생리통과 갱년기에 도움이 되는 혈자리

생리통에 효과적인 혈자리

- 삼음교: 자궁 및 생식기 건강 유지.
- 태충: 자궁 경련 완화 및 스트레스 해소.

갱년기 증상 완화 혈자리

- 신문: 심장 관련 혈자리로 감정적 불안 완화.
- 내생식기 관련 부위: 호르몬 균형 유지 및 생식기 기능 개선.

5. 귀를 이용한 이혈테라피

귀의 혈자리는 전신과 연결되어 있어 생리통과 갱년기 증상을 완화하는 데 유용합니다. 귀의 삼각와 부위를 자극하면 생식기 기능이 강화되고, 골반강의 혈류가 개선됩니다. 이혈테라피는 간단한 도구를 사용해 누구나 쉽게 시도할 수 있는 방법으로, 전문가의 도움 없이도 효과를 경험할 수 있습니다.

마무리

생리통과 갱년기는 단순한 증상 관리가 아니라 전반적인 여성 건강을 증진하고 삶의 질을 높이는 과정입니다. 이혈테라피, 올바른 식습관, 적절한 운동을 실천하여 더 건강하고 행복한 삶을 만들어가세요.

생리불순 & 생리통에 도움이 되는 혈자리

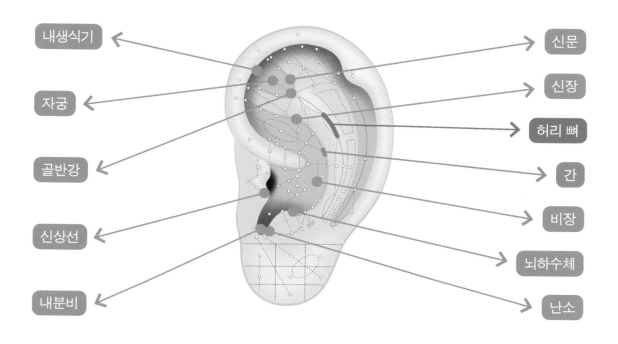

갱년기에 도움이 되는 혈자리

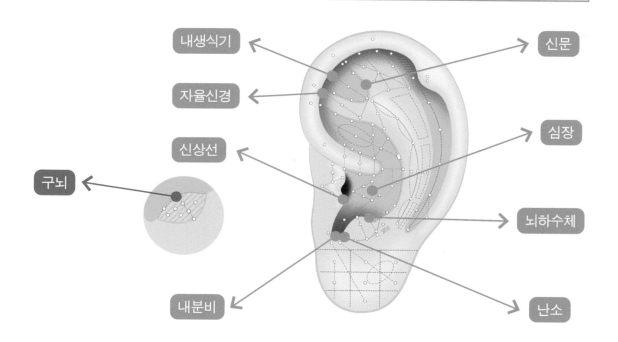

10강. 화병과 스트레스 관리

이 강은 현대인들에게 흔히 발생하는 화병과 스트레스 문제를 해결하기 위해 이혈테라피의 핵심 원리와 적용법을 소개합니다. 귀의 혈자리를 활용한 이혈테라피는 신체와 마음의 균형을 회복시키는 강력한 도구입니다. 이 강에서는 특히 화병으로 인한 다양한 증상을 완화하고 전반적인 건강 상태를 개선하는 데 효과적인 대안을 제공합니다.

1. 화병의 정의와 주요 증상

화병은 억눌린 감정이 신체적, 정신적으로 부정적인 영향을 미치면서 나타나는 독특한 증후군으로, 주로 우리나라에서 흔히 발생하는 질환입니다. 이는 음양의 불균형으로 인해 열기가 상부로 몰리고 냉기가 하부로 내려가는 형태로 나타납니다. 화병은 단순한 스트레스 반응을 넘어, 지속적으로 관리하지 않으면 더 심각한 상태로 악화될 수 있습니다.

- 주요 증상: 공포감과 불안감, 만성적인 소화불량, 가슴이 답답한 느낌과 잦은 한숨, 불면증 및 수면의 질 저하, 성욕 감퇴 및 만성 피로

화병은 신체적 증상과 함께 심리적 고통을 동반하며, 삶의 질을 크게 저하시킬 수 있습니다.

2. 스트레스와 화병의 연관성

스트레스는 화병의 주요 원인 중 하나로, 적절히 관리되지 않을 경우 화병으로 발전할 가능성이 큽니다. 스트레스는 현대인들이 직장, 가정, 사회적 관계에서 흔히 경험하는 문제로, 심리적 부담이 신체적 증상으로 이어지는 경향이 있습니다. 스트레스를 방치하면 자율신경계의 불균형이 심화되고, 이는 감정 폭발, 만성 피로, 면역력 저하로 이어질 수 있습니다.

- 신경계의 피로로 인해 불안과 긴장 상태 지속, 소화 장애와 혈액 순환 저하, 호르몬 불균형과 면역력 약화
- 스트레스를 효과적으로 관리하면 화병의 위험을 크게 줄일 수 있으며, 이를 위해 이혈 요법은 간단하면서도 효과적인 대안이 될 수 있습니다.

3. 이혈테라피를 통한 화병 관리

주요 혈자리와 역할

이혈테라피는 귀에 위치한 혈자리를 자극하여 화병 증상을 완화하고 전반적인 건강 상태를 개선하는 데 도움을 줍니다. 주요 혈자리와 그 역할은 다음과 같습니다.
- 신문혈: 스트레스를 완화하고 심리적 안정감을 제공합니다.
- 심포점: 기의 순환을 돕고 면역 체계를 강화합니다.
- 간혈: 간 기능을 활성화하고 분노와 같은 부정적 감정을 해소합니다.
- 폐혈: 폐의 건강을 유지하며 피부 질환을 예방합니다.

이러한 혈자리들을 정확히 자극하면 심신의 균형을 회복하고, 화병으로 인한 증상들을 완화할 수 있습니다.

4. 육자결 호흡법과 이혈테라피의 조합

육자결 호흡법은 당나라 의학자인 손사막이 개발한 전통적인 호흡법으로, 화병 완화에 탁월한 효과를 보입니다. 각 음성은 특정 장기와 관련이 있으며, 이를 통해 신체의 에너지를 조화롭게 조절할 수 있습니다.

- 허(呵): 간과 담을 강화하며 분노와 스트레스를 해소합니다.
- 하(呵): 심장과 소장의 기능을 개선합니다.
- 호(呼): 비장과 위장을 활성화하여 소화불량을 완화합니다.
- 후(噓): 폐와 대장을 맑게 하여 호흡기 건강과 피부 건강을 증진합니다.
- 푸(呵): 신장과 방광의 기능을 강화합니다.
- 휴(呼): 심포와 삼초를 강화하여 면역력을 높입니다.

육자결 호흡법은 이혈테라피와 병행할 경우 더욱 강력한 효과를 발휘하며, 이를 통해 신체와 정신의 균형을 회복할 수 있습니다.

5. 화병 예방을 위한 건강한 생활 습관

화병에 좋은 음식

적절한 음식 섭취는 화병 예방과 완화에 중요한 역할을 합니다.
- 따뜻한 성질의 음식: 생강, 대추, 상추, 호두 등은 몸을 따뜻하게 하고 기혈 순환을 돕습니다.
- 냉한 성질의 음식: 녹두, 우엉, 보리차 등은 체내 열증을 완화하여 진정 효과를 제공합니다.

일상에서의 관리법

- 긍정적 사고와 감사의 태도를 유지합니다.
- 규칙적인 운동과 함께 귀 마사지를 병행하여 긴장을 완화합니다.
- 올바른 식습관을 실천하며, 식사 시간을 일정하게 유지합니다.

6. 이혈테라피 적용 사례

사례 1: 스트레스 관리

30대 여성 A씨는 직장 내 과도한 업무 스트레스로 인해 화병 증상을 경험하였습니다. 신문혈과 간혈을 자극하는 이혈테라피를 매일 10분씩 실천한 결과, 정서적 안정감과 함께 소화 기능 개선을 경험할 수 있었습니다. 이러한 간단한 실천은 화병 증상 완화에 효과적임을 입증합니다.

사례 2: 화병 완화

50대 남성 B씨는 장기간 지속된 가정 문제로 인한 스트레스로 화병 증상을 겪었습니다. 그는 육자결 호흡법과 심포점을 중심으로 한 이혈테라피를 병행하여, 가슴 답답함과 불면증을 효과적으로 완화하였습니다.

마무리

이혈테라피는 현대인의 삶에서 흔히 발생하는 화병과 스트레스를 완화하기 위한 자연적이고 안전한 방법입니다. 귀의 혈자리를 활용한 간단한 자극법과 육자결 호흡법을 조합하여, 신체와 정신의 균형을 회복하고 더 건강한 삶을 추구할 수 있습니다. 화병 예방과 관리를 위해, 규칙적인 실천과 건강한 생활 습관을 병행하는 것이 중요합니다

화병에 도움이 되는 혈자리

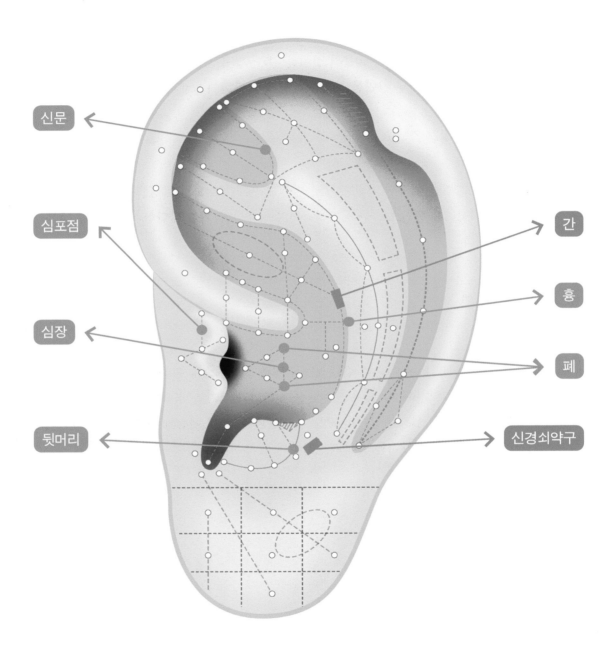

신문
심포점
심장
뒷머리
간
흉
폐
신경쇠약구

11강. 피로 회복과 활력 증진

    피로는 현대인의 일상적인 문제로, 그 원인은 스트레스, 불규칙한 생활 습관, 잘못된 식습관 등 다양합니다. 누적된 피로는 활력 저하뿐 아니라 전반적인 건강에도 부정적인 영향을 미칠 수 있습니다. 이러한 상황에서 이혈테라피는 자연스럽고 지속 가능한 해결책으로 주목받고 있습니다. 귀의 특정 부위를 자극하는 이 방법은 체내 에너지를 활성화하고 신체 회복력을 높이는 데 도움을 줍니다. 이 강에서는 피로 해소와 활력 증진을 위한 실질적이고 체계적인 방법을 제공합니다.

1. 간의 역할과 중요성

    간은 우리 몸에서 가장 큰 장기로, 영양소 대사, 해독 작용, 면역 체계 조절 등의 핵심 역할을 담당합니다. 알코올과 약물의 대사, 체내 독소 제거와 같은 기능은 간의 건강 상태에 따라 그 효율성이 달라질 수 있습니다. 건강한 간은 피로를 효과적으로 해소하며, 신체 에너지 균형을 유지합니다.

2. 간 기능 저하의 원인과 증상

원인

- 과도한 알코올 섭취: 간세포를 손상시키고 독소 제거 기능을 약화시킴.
- 영양 불량: 비타민과 미네랄 부족은 간 기능 저하로 이어질 수 있음.
- 간염 바이러스: 간의 염증을 유발하고 만성 피로를 초래.
- 약물 남용과 스트레스: 간세포의 재생 능력을 감소시킴.

- 쉬어도 풀리지 않는 만성 피로.
- 소화불량과 식욕 저하.
- 잦은 멍과 코피, 피부 상태 악화.
- 복부 불편감 및 복부 팽만감.

3. 간에 좋은 음식

- 쑥: 강력한 해독 작용 통해 간의 독소를 제거, 특히 알코올 분해 도와 간 건강 회복에 도움.
- 부추: 항산화 물질 풍부, 활성산소를 억제하고 간세포를 보호하는 데 효과적.
- 양송이버섯: 면역력 강화, 알코올 대사 촉진하여 간에 가해지는 부담 감소.
- 결명자: 환경 호르몬과 독소 제거에 도움을 주며, 간 기능을 활성화하는 효과.
- 모시조개: 타우린 함유량이 높아 간 기능 회복과 피로 해소에 유용.

4. 활력 증진을 위한 생활 습관

아침 식사와 대사 촉진

아침 식사는 활력을 충전하는 하루의 첫 단계입니다. 단백질, 항산화제, 섬유질이 풍부한 식사를 통해 몸의 에너지를 보충하십시오. 또한, 레몬을 넣은 따뜻한 물 한 잔은 몸의 대사를 촉진하며 간 기능을 활성화시키는 데 도움을 줍니다.

스트레칭과 유산소 운동

- 아침 스트레칭: 간단한 스트레칭으로 혈액순환을 개선하고 근육을 이완시켜 신체 에너지를 활성화합니다.

- 유산소 운동: 조깅, 산책, 수영과 같은 유산소 운동은 체내 지방을 연소시키고 근육을 강화하며 신진대사를 촉진합니다. 꾸준히 운동하면 활력이 지속적으로 유지됩니다.

음악과 심리적 회복

음악은 감정적 피로를 줄이고 심리적 안정을 도모하는 데 효과적입니다. 활기찬 음악을 들으며 스트레스를 해소하고, 짧은 음악 감상으로 일상 속 활력을 더할 수 있습니다.

5. 피로 회복과 활력 증진에 도움 되는 혈자리

- 이첨: 귀의 위쪽 부위로, 피로 해소와 신체 회복을 촉진합니다. 이 부위를 자극하면 긴장감이 해소되고 활력이 증대됩니다.
- 신상선: 귀 중앙에 위치하며 에너지 대사를 활성화하고 간 기능을 강화하는 데 도움을 줍니다.
- 신문: 심리적 안정과 스트레스 해소에 효과적입니다. 이 혈자리를 자극하면 마음의 평화를 얻고 에너지를 회복할 수 있습니다.
- 간: 귀의 간 혈자리는 체내 해독 기능을 개선하고, 신체 전반의 대사 기능을 회복시키는 데 중요한 역할을 합니다.

6. 귀를 활용한 이혈테라피

이혈테라피의 효과

귀는 다양한 신체 기관과 연결된 혈자리로 구성되어 있어 신체 에너지의 흐름을 조절할 수 있는 중요한 부위입니다. 이혈테라피를 통해 귀의 특정 부위를 자극하면 간 기능 강화, 자율신경 안정, 그리고 피로 회복 효과를 경험할 수 있습니다. 자율신경과 관련된 부위를 집중적으로 자극하면 스트레스 감소와 함께 전신 피로가 해소됩니다.

- 각 혈자리를 부드럽게 눌러 원을 그리듯 자극.
- 하루 2~3회, 1회당 5분씩 꾸준히 실천.

마무리

이혈테라피는 피로 해소와 활력 증진을 원하는 현대인들에게 간단하면서도 효과적인 방법을 제시합니다. 귀의 혈자리를 자극하는 간단한 방법과 더불어 건강한 생활 습관을 병행하면 피로뿐 아니라 전반적인 건강 상태를 개선할 수 있습니다. 꾸준히 실천하면 누적된 피로를 완화하고 더 나은 삶의 질을 누릴 수 있습니다.

피로 회복에 도움이 되는 혈자리

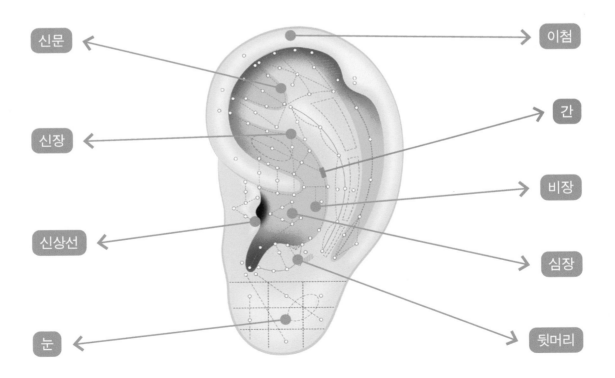

활력에 도움이 되는 혈자리

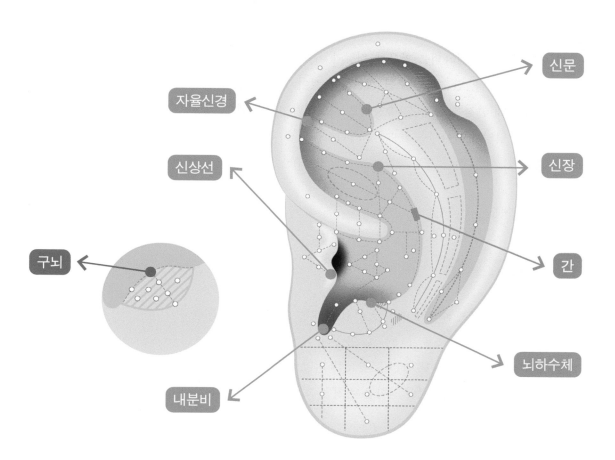

신문

자율신경

신장

신상선

간

구뇌

뇌하수체

내분비

12강. 건강하고 아름다운 몸매

이 강에서는 이혈테라피를 활용해 건강과 아름다움을 동시에 실현하려는 독자들을 위한 체계적인 가이드입니다. 단순히 외모를 개선하는 것이 아니라, 신체 내부의 균형을 맞추고 자연 치유력을 높이는 데 중점을 둡니다. 독자들은 이혈테라피와 더불어 건강한 식습관과 생활 습관을 통해 전반적인 웰빙과 아름다운 몸매를 유지할 수 있습니다.

1. 비만의 정의와 원인

비만이란 무엇인가?

비만은 체내에 과도한 체지방이 축적된 상태를 의미하며, 특히 복부 비만은 내장 지방의 증가로 인해 심각한 건강 문제를 초래할 수 있습니다. 세계보건기구(WHO)는 비만을 단순히 외형적 문제로 보지 않고, 장기적으로 관리가 필요한 질병으로 규정하였습니다. 비만은 단순한 체중 증가가 아닌, 신체 기능에 부정적인 영향을 미치는 복잡한 상태입니다.

비만의 주요 원인

- 섭취 에너지 > 소비 에너지: 과도한 음식 섭취와 운동 부족으로 에너지 불균형 발생.
- 내분비 및 유전 요인: 신경내분비학적 물질의 변화 및 가족력.
- 정신적 요인: 스트레스, 불안, 우울증으로 인한 폭식과 가짜 배고픔.

2. 비만 진단 방법

- 체질량지수(BMI): BMI는 체중(kg)을 키(m)의 제곱으로 나누어 계산합니다.
  23.0~24.9: 과체중 / 25.0 이상: 비만

- 허리 둘레 측정: 남성은 90㎝ 이상, 여성은 80~85㎝ 이상일 경우 복부 비만 위험성.
- 비만도 계산: 비만도(%) = (현재 체중 / 표준 체중) × 100

3. 비만 관련 주요 증상

- 신체적: 심혈관 질환, 당뇨병, 고지혈증, 지방간.
- 심리적: 생리불순, 성욕 감퇴, 우울증.
- 질병 위험: 특정 암(유방암, 대장암) 발생 가능성 증가.

4. 이혈테라피로 다이어트하기

다이어트에 효과적인 주요 혈자리

- 복혈: 복부 비만을 완화하고 내장 지방 축적을 방지합니다.
- 내분비혈: 호르몬 균형을 조절하여 체중 증가를 억제합니다.
- 소장혈: 소화 기능을 개선하고 신진대사를 촉진합니다.
- 비장혈: 체내 독소 배출을 강화하여 체내 순환을 돕습니다.
- 삼초혈: 체액 순환을 활성화하여 부종을 완화합니다.

혈자리 자극법

이혈테라피는 귀의 특정 혈자리를 부드럽게 자극하여 신체 기능을 최적화합니다.
- 방법: 귀의 혈자리를 찾은 후, 지압기를 사용하거나 손으로 부드럽게 눌러줍니다.
- 시간: 하루 1~2회, 5~10분씩 꾸준히 시행합니다.
- 주의사항: 과도한 자극은 피하고, 자극 후 충분한 수분을 섭취합니다.

5. 건강한 식습관과 비만 예방

진짜 배고픔과 가짜 배고픔 구별하기

- 진짜 배고픔: 시간이 지나도 강해지며 음식을 섭취하면 만족감을 느낍니다.
- 가짜 배고픔: 주로 스트레스로 인해 발생하며, 특정 음식을 강하게 원하거나 시간이 지나면 자연스럽게 사라집니다.

올바른 식사 시간

- 저녁 식사: 잠들기 3~4시간 전에 가볍게 섭취하여 소화 부담을 줄입니다.
- 아침 식사: 아침 식사는 개인 맞춤형이 중요!
    - 일반적인 건강한 식습관을 원한다면?: 기상 후 1시간 이내에 단백질+건강한 탄수화물+좋은 지방을 포함한 균형 잡힌 식사
    - 체중 감량, 혈당 조절이 목표라면?: 간헐적 단식(저녁 후 16시간 단식 후 첫 식사)을 고려할 수 있음
    - 운동을 하거나 두뇌 활동이 많다면?: 아침을 꼭 챙기는 것이 유리(특히 단백질과 건강한 지방 포함)

개인의 생활 방식과 건강 목표에 맞춰 유연하게 조절하는 것이 가장 중요합니다.

6. 육자결 호흡법과 다이어트

육자결 호흡법은 장기별로 특화된 호흡법으로, 다이어트와 신체 균형 유지에 효과적입니다.
- 허: 간과 담의 기능을 강화하여 지방 연소를 돕습니다.
- 하: 심장과 소장의 기능을 활성화하여 신진대사를 촉진합니다.
- 호: 위장 기능을 개선하고 소화력을 증대시킵니다.
- 후: 폐와 대장을 정화하여 노폐물 배출을 촉진합니다.
- 푸: 신장과 방광 기능을 강화하여 수분 균형을 유지합니다.
- 휴: 신체의 순환을 개선하여 몸매 관리에 기여합니다.

7. 이혈테라피와 일상 속 다이어트 팁

- 운동: 요가, 걷기, 스트레칭 등 규칙적인 운동을 병행합니다.
- 생활 습관: 텔레비전 시청 중 먹는 습관을 피하고, 계단 이용을 생활화합니다.

마무리

이혈테라피는 건강한 몸매와 전반적인 웰빙을 실현하는 효과적인 방법입니다.

귀의 혈자리 자극과 건강한 생활 습관을 병행하면 몸매를 관리하면서도 내적 건강을 증진할 수 있습니다. 꾸준히 실천하여 자연스럽고 건강한 아름다움을 이루어보세요.

다이어트에 도움이 되는 혈자리

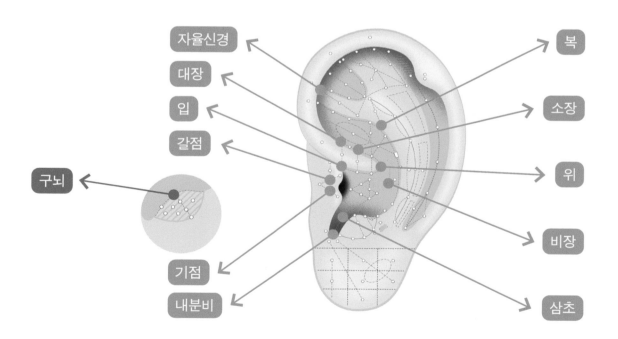

13강. 수족냉증과 아름다운 머릿결

이 강은 수족냉증과 탈모와 같은 현대인의 흔한 문제를 이혈테라피와 생활습관 개선으로 해결하는 방법을 다룹니다. 귀의 특정 혈자리를 자극함으로써 신체의 자연 치유력을 높이고, 손쉽게 실천 가능한 건강 관리법을 제시합니다. 이혈테라피는 몸과 마음의 균형을 회복시켜 아름다움과 건강을 동시에 추구할 수 있도록 돕습니다.

1. 따뜻한 손과 발: 수족냉증의 이해와 해결법

수족냉증이란 무엇인가?

수족냉증은 손과 발이 지속적으로 차갑게 느껴지는 증상으로, 혈액순환 장애와 대사 불균형의 신호일 수 있습니다.
- 의미: 단순한 불편함을 넘어 심혈관계나 내분비계 문제와 연관될 수 있음.
- 결과: 적절히 관리하지 않으면 더 심각한 건강 문제로 발전 가능.

수족냉증의 주요 원인

- 추위와 외부 자극: 차가운 환경 반복 노출 → 말초 혈관 수축 → 혈류 저하.
- 스트레스와 호르몬 변화: 레이노병, 폐경 등 순환계 영향.
- 혈관 질환: 만성 동맥경화나 심혈관계 문제로 말초 혈류 공급 어려움.

수족냉증의 주요 증상과 자가 진단

- 주요 증상: 손발 감각 저하와 찌릿한 통증, 추운 환경에서 증상이 악화되는 현상, 손발 피부 창백 또는 푸르스름한 색 변화.

- 자가 진단법: 찬물에 손을 넣었을 때 통증이나 감각 저하가 발생하면 수족냉증 의심.

증상이 지속된다면 전문 의료기관에서 정밀 검사를 받는 것이 중요.

2. 생활습관과 이혈테라피로 수족냉증 개선하기

수족냉증에 좋은 생활습관

- 운동: 유산소 운동(걷기, 등산 등)으로 전신 혈액순환 촉진.
- 반신욕 및 족욕: 따뜻한 물에 발 담그기 → 신경 이완 및 혈류 개선 효과.
- 충분한 수면과 금연: 순환계 건강 유지 필수.
- 꽉 조이는 옷 피하기: 혈액순환을 방해하지 않도록 여유 있는 옷차림 유지.

이혈테라피를 활용한 치료법

- 신문혈: 스트레스 완화, 전신 순환 촉진.
- 온열점: 체온 유지 및 말초 혈류 개선.
- 내분비혈: 호르몬 균형 조절로 순환계 건강 증진.

생강홍차 만들기

생강은 강력한 온열 효과를 제공하며, 홍차와 결합하면 혈액순환 개선에 도움을 줍니다.

생강을 강판에 갈아 즙 준비, 뜨거운 홍차에 생강즙 1스푼 첨가, 기호에 따라 꿀 또는 흑설탕 추가합니다. 매일 2~3잔 꾸준히 섭취하면 혈액순환 개선 효과를 느낄 수 있습니다.

3. 풍성한 머릿결: 탈모와 건강한 두피 관리

탈모와 머릿결 손상의 주요 원인

- 스트레스: 과도한 스트레스는 모낭에 영향을 미쳐 탈모를 유발합니다.
- 잘못된 생활습관: 잦은 염색, 열 사용, 불규칙한 수면 등이 머릿결에 손상을 줍니다.
- 유전적 요인 및 영양 결핍: 특정 영양소 부족과 유전은 탈모의 주요 원인으로 작용합니다.

건강한 머릿결을 위한 필수 습관

- 빗질: 두피 자극으로 피지선 활성화 → 자연스러운 윤기,

    머리 감기 전 마른 상태에서 부드럽게 빗질,

    넓은 빗 사용 → 모발 손상 최소화.
- 올바른 머리 감기 습관: 샴푸 전 빗질로 엉킴 제거.

    미지근한 물로 감고 찬물로 헹구기 → 머릿결 보호.

    저녁 시간 머리 감기 → 하루 노폐물 제거.
- 헤어팩과 트리트먼트 사용: 주 1회 헤어팩 → 집중 케어.

    데일리 트리트먼트로 모발 손상 방지.

4. 머릿결과 두피 건강에 좋은 음식

- 연어: 오메가-3 지방산이 풍부하여 두피 피지 균형을 유지합니다.
- 고구마와 당근: 비듬을 예방하고 두피 가려움증을 완화합니다.
- 렌틸콩: 단백질과 철분이 모낭을 강화하여 머리카락의 성장을 돕습니다.

5. 이혈테라피로 머릿결 관리하기

주요 혈자리

- 신문혈: 전신 순환을 촉진하고 스트레스를 완화합니다.
- 신경계통 피질하혈: 두피의 열을 조절하여 두피 건강을 지원합니다.
- 내분비혈: 호르몬 균형을 유지하여 탈모를 예방합니다.

실천 방법

- 혈자리를 부드럽게 눌러 원을 그리며 자극.
- 하루 2~3회, 한 번에 5분씩 꾸준히 시행.

마무리

수족냉증과 탈모는 단순한 불편함 이상의 문제지만, 이혈테라피와 생활습관 개선으로 충분히 극복할 수 있습니다.

귀의 혈자리를 자극하는 간단한 방법과 건강한 생활습관을 실천하면 손발이 따뜻해지고, 풍성하고 건강한 머릿결을 유지할 수 있습니다. 이혈테라피로 내적 건강과 외적 아름다움을 동시에 관리해 보세요.

수족냉증에 도움이 되는 혈자리

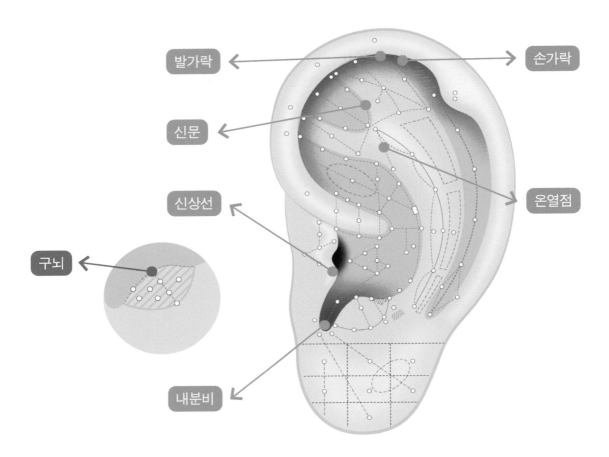

발가락

손가락

신문

온열점

신상선

구뇌

내분비

머리카락에 도움이 되는 혈자리

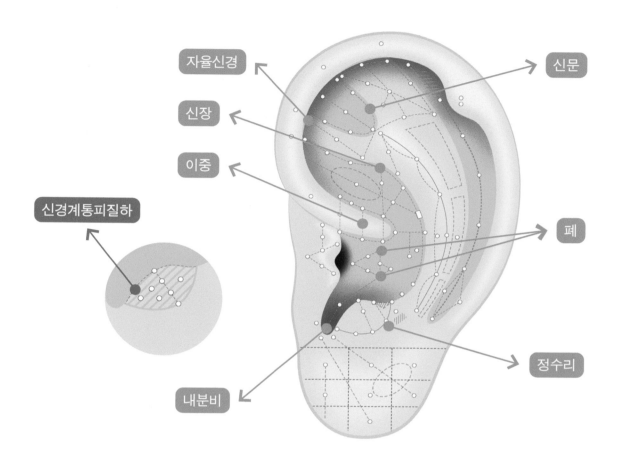

자율신경

신문

신장

이중

신경계통피질하

폐

내분비

정수리